「酵素」が免疫力を上げる！

病気にならない
体を作る、
酵素の力

鶴見隆史 著

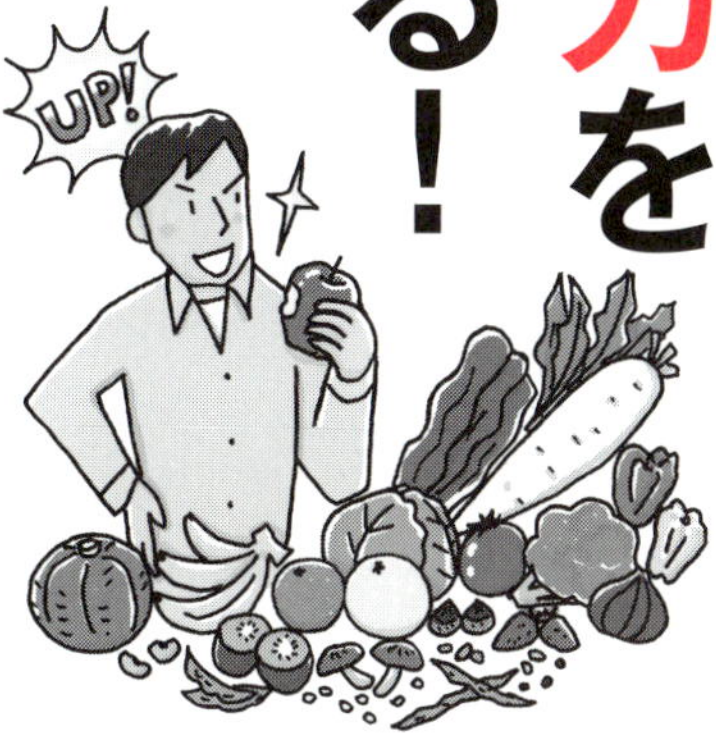

永岡書店

はじめに

酵素は、最近、急速に知られ、ブームとなってきました。しかし、酵素の重要性が日本に知られはじめてどのくらい経つのでしょう。実はまだ、10年にもなりません。

そもそも、酵素が本格的に世の中に知らしめられたのは、1985年にアメリカで発売されたエドワード・ハウエル博士の著書『Enzyme Nutrition（酵素栄養学）』という書物がきっかけでした。

アメリカは、この本の内容を重要視し、1990年ごろから、アメリカの大学の教科書に酵素栄養学を徐々にですが、取り入れはじめました。そして今や、アメリカの医科大学のカリキュラムに「酵素」のないところはないほどとなっています。

日本で最初にハウエル博士の『Enzyme Nutrition』の内容の一部を本に書いたのは、実は、私でした。1998年に出版した『新食物養生法』（第三書館）にて、です。

その後、2003年『スーパー酵素医療』（グスコー出版）を皮切りに、私は次から次へと酵素関係の本を出版しました。酵素の本だけでも10冊以上にもなるほどです。私がこういった本や、週刊誌や、機関誌、その他に書き続けたことによって、今の酵素ブームが到来したともいえます。

さて、ハウエル博士の本が発売されて、すでに四半世紀以上が経ちました。その間、アメリカの酵素関係の学者たちは、ただ単に手をこまねいていたわけではありません。酵素の新たな研究に時間を割いていたのです。

中でも、ヒューストンのディッキー・フュラー博士や、マハマン・ママドゥ博士らの研究は特に優れたものでした。私は、このお二人から、常に新しい情報を得ていました。次から次へと酵素関係の本を出版できたのも、彼らの新しい情報によるところ、大なのです。

さて、今回の『「酵素」が免疫力を上げる!』ですが、これは今までにない画期的な内容になったと自負しています。全く新しい栄養学の知識をかなり多く盛り込み、取り上げているからです。もちろん、総集編的な部分もあり、今までの知識も多々ご紹介しています。

しかし、お読みくだされればわかると思いますが、驚きの内容もいくつもあるはずです。

ぜひ、みなさん、この本をしっかり読み、そして実践し、今よりももっと健康な体となってください。それこそが、私の心からの願いです。

鶴見隆史

『「酵素」が免疫力を上げる！』目次

第一章　酵素力アップで免疫力もアップ　27

第二章 「病気にならない体」は酵素で作る 67

第五章　酵素たっぷり食で、元気になる！

第六章　もっと酵素を生かし、免疫力を強化する　161

ここに紹介する7つの項目を試してみると、
体がどんどん、元気になっていくことがわかります。
食事の仕方を中心に、
生活習慣を見直していけば大丈夫。
その気になれば、今日からすぐ始められます。
3ヵ月もしないうちに、
酵素による免疫力アップ効果が実感できるはず。
さっそく、始めてみませんか？

免疫力を上げる酵素生活　7つの約束

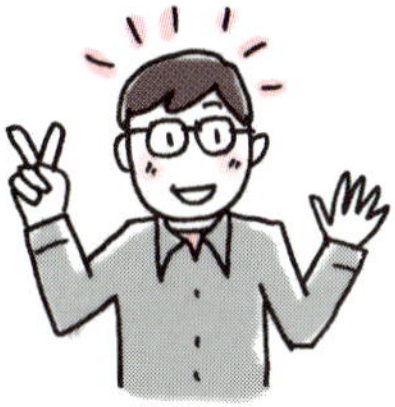

［約束1］食事は生野菜から

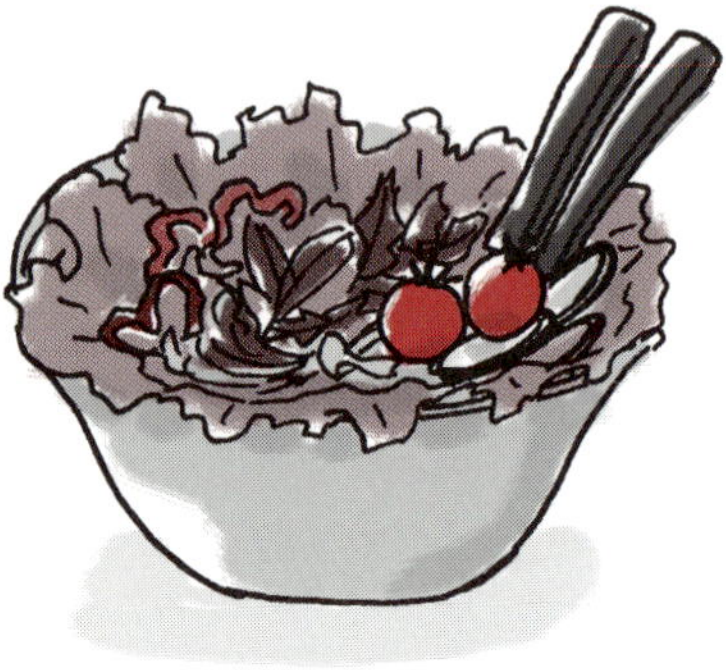

食事の始めには、生野菜や果物を口にしましょう。酵素は生野菜や果物に多く含まれており、最初に酵素を胃に入れておくことがその後の消化を助ける最強の力となります。それだけで、体内酵素量がぐんと増加するのです。酵素は48度以上に加熱すると死んでしまうので、「生」であることが大切。

大好きな肉や油ものに最初に箸がのびてしまいがちですが、そこはちょっと我慢。食事のときは、まず生野菜や果物などを食べる習慣を。

［約束2］朝食は生野菜や果物

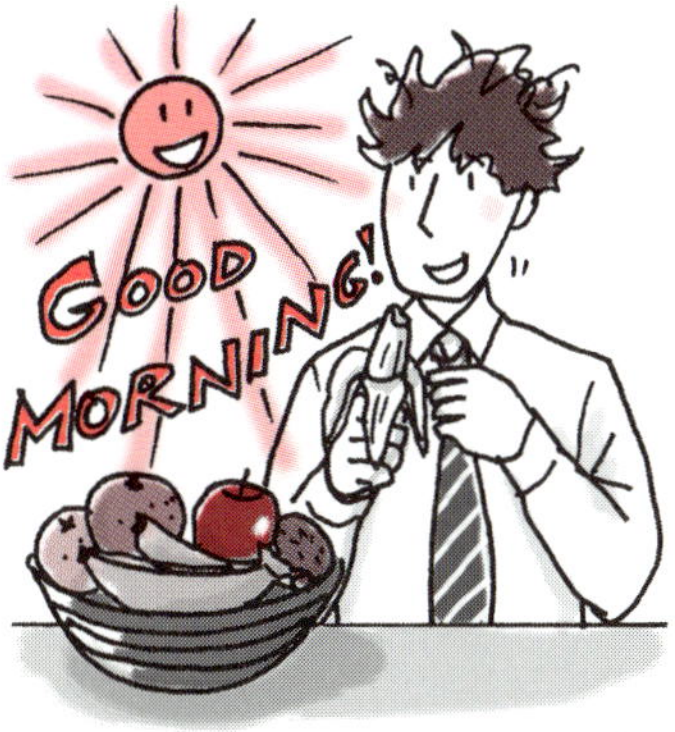

朝食をしっかり食べていますか？　だとしたら、すぐにやめましょう。朝は生野菜や果物だけで十分です。朝、しっかりした食事をすると、せっかく睡眠で半断食状態になっていた胃に、いきなりたくさんの仕事をさせることに。休んでいたのに、突如としてフル稼働させられた胃はぐったり。加熱した食物を消化するため、酵素を大量に使うことにもなります。それではますます酵素不足に。

朝は生野菜や果物だけ、これを朝食の基本にすえてください。

【約束3】食物繊維を摂る

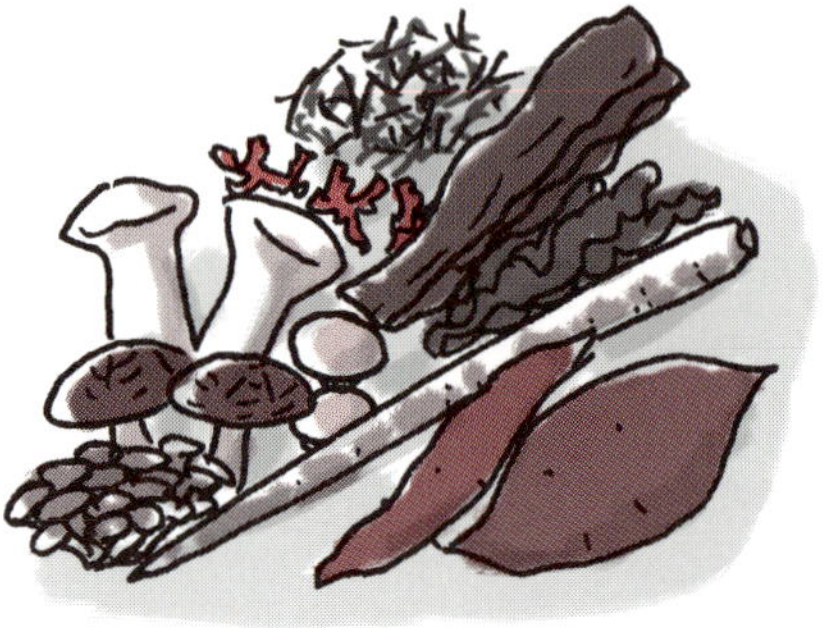

食物繊維がたっぷり含まれた食品を知っていますか？　正解は海藻やキノコ類、ごぼうにさつまいもなど。これらは便の素となり、腸を元気にしてくれる大切な食べ物です。腸こそが免疫力アップの大きなカギなのです。

腸が元気であるということは、たっぷりのいい便が出るということとイコール。便秘や下痢の人は、免疫力が下がっていると思って間違いありません。食物繊維の豊富な食品を積極的に食べ、いい便をたくさん出しましょう。

［約束4］体を温める

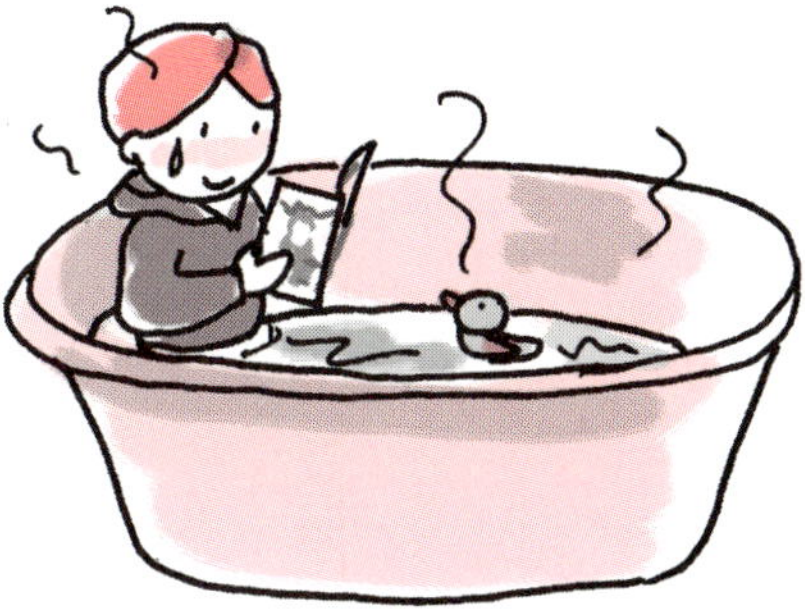

現代は男性、女性にかかわらず、みんな体が冷えているもの。体が冷えていると、血液循環が滞《とどこお》り、全身に栄養を運べないばかりか、老廃物が多く体にたまったままになってしまいます。さらには免疫力を高めてくれる腸の動きもにぶりがち。

そこで極力、体を温める生活を。冬はもちろんのこと、最近は夏でも冷房のききすぎなどで、案外体が冷えています。１７２ページから紹介している下半身浴などで、体を芯から温めましょう。

［約束5］少食にする

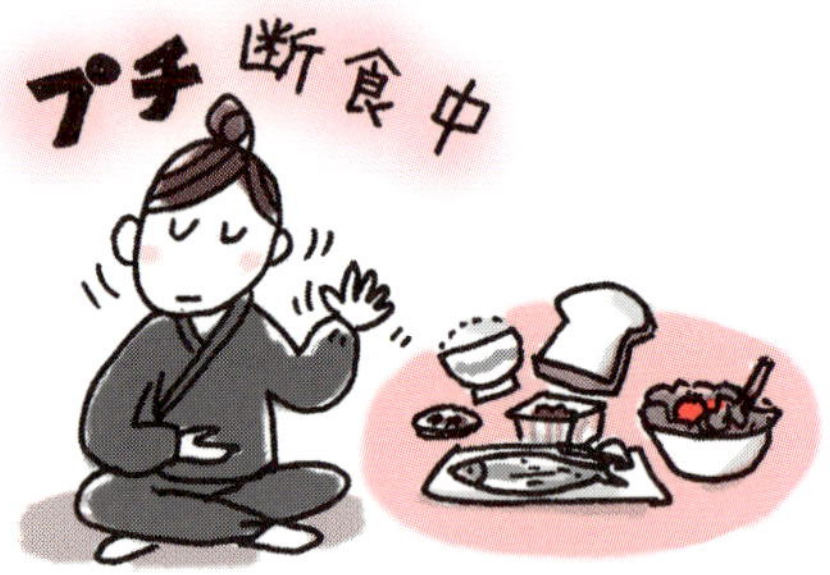

食べすぎでいいことは何もありません。消化に酵素を多く使うし、消化しきれなかった腐敗物が腸内の環境を悪化させ、免疫力低下につながります。そしてもちろん、太ります。

そこで、いつも「腹六分目」に。

さらに、たまには断食も。断食は酵素を効率的に働かせる最高の方法です。食物を胃に入れない＝胃が休まる＆酵素が消化に使われず、代謝に費やせるので、代謝もスムーズ。176ページからの「プチ断食」にもトライしてみて。

#［約束6］良質な睡眠

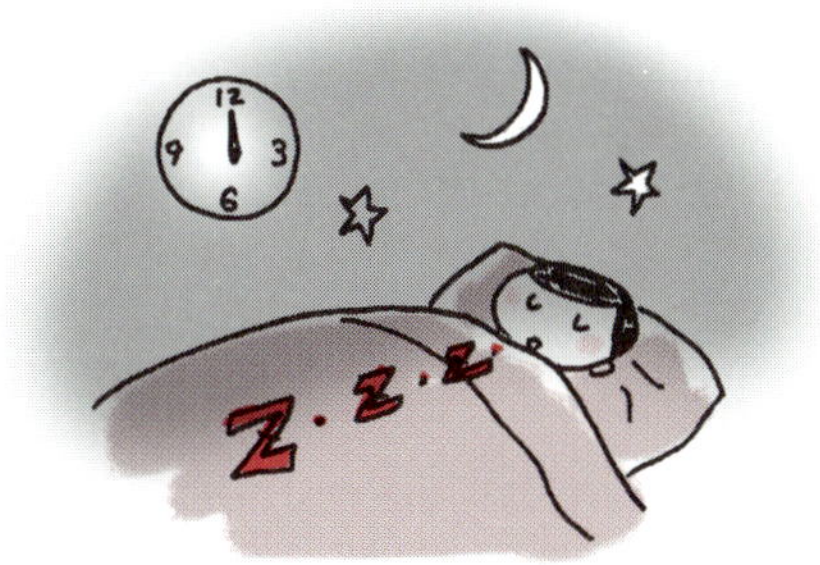

体内の酵素はいつ作られるか知っていますか？　実は寝ている間に作られているのです。

そこで良質な睡眠は、酵素作りに欠かせない大切なもの。代謝を促し、新しい細胞を生み出しているのも、睡眠時です。ぜひともきちんと睡眠を取ってください。

ただし、寝ればいいというものでもありません。午前0時には布団に入り、7～8時間は寝るのが理想です。良質な睡眠を取り、酵素を量産できる元気な体になりましょう。

[約束7]
活性酸素を除去

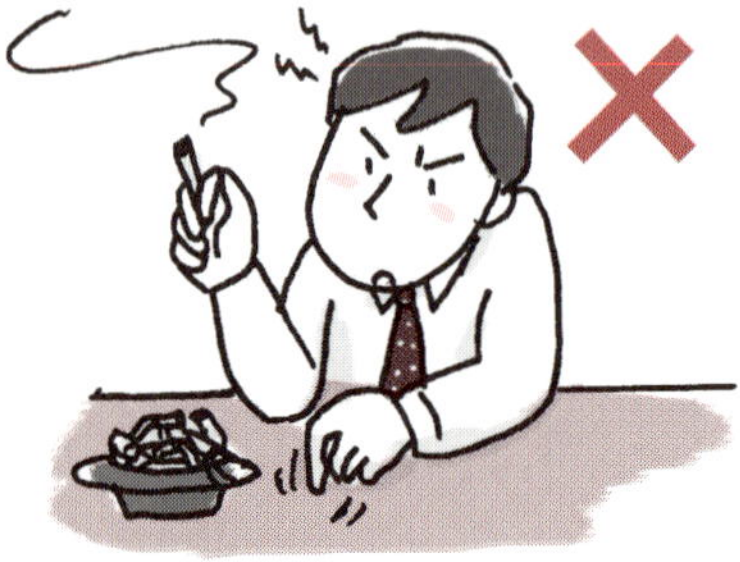

酵素の働きを阻害し、浪費するのは、ストレスや喫煙、お酒の飲みすぎ、睡眠不足などです。どれも、老化の原因となって体に有害な「活性酸素」を増殖させてしまい、せっかくの酵素を有効に使えなくしてしまいます。

すると免疫力は一気に低下し、いくら酵素を補っても追いつかず、酵素不足の体は、ますます不健康に。酵素を有効に使いたいなら、悪しき生活習慣を正すこと。それが健康への一番の近道です。

免疫力の低下は「酵素の不足」？

私たちの免疫力を高めるには、
酵素の力が欠かせません。
そして腸内環境を整えることも大切です。
でも、そもそも免疫とは何でしょう。
さらに、いったい、「酵素」とは……？
まずはそこから探ってみましょう。

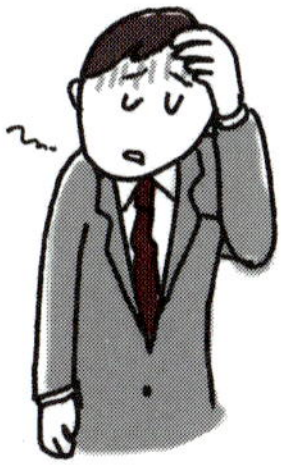

免疫力不足＝酵素不足

この本を手にしているあなたには、何かしらの不調があることでしょう。肩こり、あるいは頭痛ですか？　最近、風邪をひきやすくなったのかもしれません。それともメタボリック症候群が気になっているとか……。いずれにせよ、どんな体の不調も、免疫力の低下、つまり酵素不足が原因だといえます。

そこであなたがどれだけ酵素不足なのか、まずはチェックしてみましょう。さっそく、次の質問に答えてください。

「酵素不足チェック！」

□疲れやすくて、だるい
□頭痛がする。あるいは頭が重い
□やる気が出ない
□疲れが取れない
□肩こりや腰痛などがある
□体の関節が痛い

□目まいや耳鳴りがある
□便やおならが臭い
□便秘、あるいは下痢をしやすい
□尿が臭く、色が濃い
□尿の出が悪い
□手足が冷える
□げっぷがよく出て、胸焼けがする
□口臭がある
□食後に眠くなる
□目の下にクマがある
□肌荒れ、肌のかゆみがある
□年齢の割には白髪が多い
□からセキがよく出る
□足がよく、つる
□冷えやむくみがある
□（女性の場合）生理不順や生理痛がある

いくつチェックがつきましたか？　これらの症状はいずれも酵素不足によって引き起こされた不調です。残念なことに、チェックした数が多ければ多い人ほど、間違いなく酵素は不足しており、免疫力はダウンしています。数が少ない人も、油断大敵。年齢を経るに従い、体内に残されている酵素は減っていきます。さっそく、今日からしっかりたっぷりと酵素を摂ることを心がけましょう。

不調と酵素と免疫力の深い関係

あなたの抱えている不調が、「すべて酵素と関係がある」と聞いてもピンとこない人もいるかもしれません。「『免疫力の低下は酵素が足りていないから』なんていわれても」と思う人もいるでしょう。そしてそもそも、「酵素って、いったい何?」という人だっているはずです。これからじっくりとご説明していきますが、簡単にいうと、それらはこんな関係です。

「疲れやすい」「肩こりがある」「便秘気味」など、体の不調がある

⇦

体の不調は免疫力の低下が原因

⇦

免疫を司《つかさど》っているのは、腸である

⬅

腸が元気なら、免疫力は上がる

⬅

そのためには、腸内環境を整えたい

⬅

腸内環境を整えるには、酵素が決め手

⬅

結論　不調を改善するために、たっぷりの酵素を摂ろう！

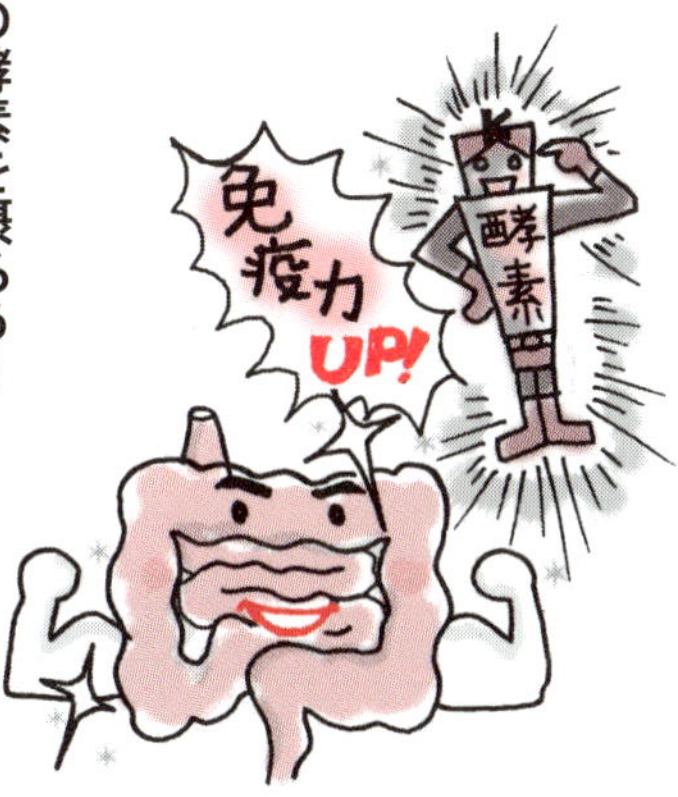

というわけです。

結局、免疫力を上げ、体の不調を解消するためには、酵素をたっぷりと摂ればいいということ。そこで酵素を上手に摂る方法を、いろいろとご紹介していきましょう。

人は酵素なしでは生きられない

「最近、よく『酵素』という言葉を耳にするな」と思った人もいるでしょう。そう、実は今、酵素はブームとなっています。けれど、未だに「酵素」と聞くと、洗剤の酵素パワーが思い出されるという人だって少なくないはずです。

確かにあれも酵素ですが、今回、ここで紹介するのは、「人の体に存在する酵素」です。

私たちの体の中には、必ず酵素が存在します。なぜなら、酵素がないと生きていけないから。食べたものをエネルギーに換えるのも、酵素。呼吸をしたり、手足を動かしたり、臓器をきちんと働かせたり、物事を考えたり、老廃物を体外に排出したりするにも、酵素の力がないとできません。そう。私たちを生かすありとあらゆる力の源《みなもと》が、酵素なのです。

けれど、残念なことに、体内に存在している酵素には限りがあります。年を取り、使えば使うほど酵素は目減りしてしまうのです。だから、常に新しい酵素を補ってやる必要があります。そしてできる限り、酵素の無駄遣いをやめなくてはなりません。それを知らないまま生活し、酵素が不足している状態を続けていると、免疫力が低下し、体の不調にとどまらず、がんなど、さまざまな深刻な病気を引き起こす可能性が高くなります。

常に体に疲れがたまっている、体のどこかしらが痛い、快便でない、体が冷えるなどという不調はもちろん、糖尿病や肥満、高血圧など生活習慣病やメタボリック症候群などが心配だとしたら、酵素をしっかりとチャージする必要があります。

ライフスタイルを見直すだけで、酵素を有効に使うことができます。元気で長生きするためにも、欠かせない酵素の力。さあ、酵素をもっと上手に活用して、「ピンピンコロリ」の充実した人生を送りましょう。

COLUMN

人の「腸」は、木の根と同じ

私たちは日々、食べ物を食べ、水を飲み、空気を吸って生きています。それは木にたとえると、こんな感じです。

枝や幹は体の骨や筋肉に、葉は酸素や二酸化炭素の交換を行うので肺に、樹液は血液やリンパ液に相当します。そして木で一番大切なところは、根です。土壌から栄養分や水分を根っこで吸収できれば、たとえ一度は枯れたように見えても木は再生します。

その根が、腸（小腸）です。根である腸には、免疫細胞が集まっています。だからこそ、腸は大切であり、腸内環境が免疫力を左右するのです。また、土壌は腸の中身、つまり食べたもの。土壌が汚染されては木は弱り、死んでしまいます。人間も同じです。よくないものを食べていると病気になり、場合によっては死んでしまうこともありますが、食べ物さえよければ、健康でいられるのです。

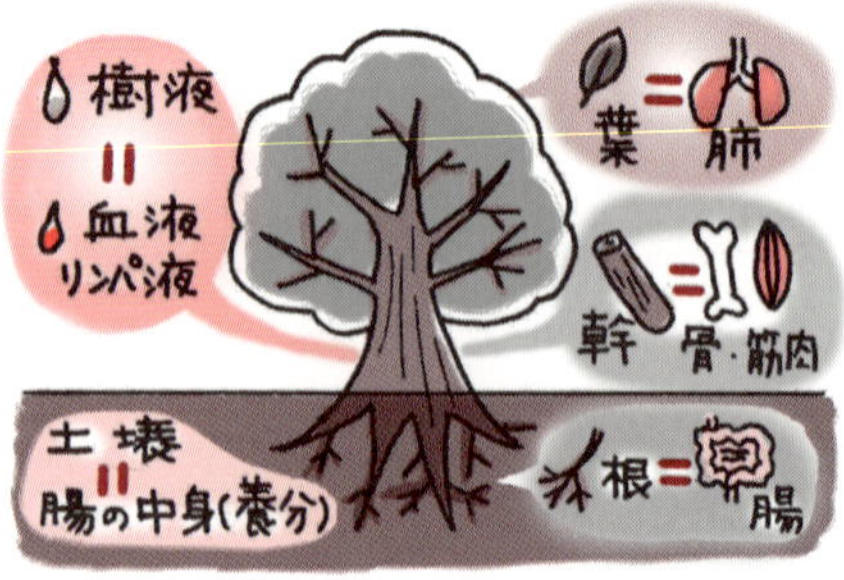

樹液
=
血液
リンパ液
葉=肺
幹=骨・筋肉
土壌
=
腸の中身（養分）
根=腸

第一章　酵素力アップで免疫力もアップ

免疫を司る腸。
生物にとって、なくてはならない器官です。
クラゲやヒトデなど、
脳や脊椎《せきつい》、心臓がない動物はいても
腸のない動物はいません。
それだけ腸は、大切なのです。
そんな腸を整えるには、酵素の力が欠かせません。
免疫力を上げるには、酵素力のアップから。

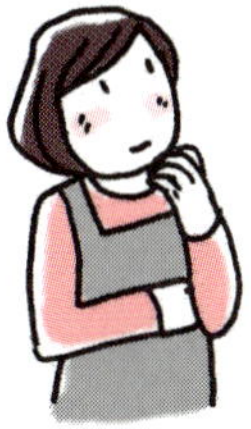

がん細胞からも守ってくれる、私たちの免疫

今や日本人の3人に1人は、生涯に1度はがんにかかる時代になりました。日本人の死亡原因のトップもがんで、その後も一向に減る気配はありません。

人間の体では、1日1兆個以上の細胞が破壊されると同時に、1兆個以上が新しく作られているといいます。試験管の中で、1兆個の細胞を増やすと数千個もの変異細胞、つまりがんができるのだそうです。健康な人でも、寝ている間に3000個から数万個以上ものがん細胞ができ、人の一生に換算すると10億回もがん細胞が発生する機会があるとまでいわれています。

それでも、私たちは滅多なことではがんになりません。それは体内に免疫システムがあるからです。免疫ががん細胞の増殖を防いでいるため、誰もがすぐがんにならずにすんでいるのです。免疫システムは自分の正常な細胞からでき

たがんですら、破壊することができる優れものなのです。

　がんに限らず、人の体には、体外から侵入した異物や危険物質から身を守る免疫システムが備わっています。細菌、ウイルス、真菌のような病原体などに対しても同じです。免疫システムが正常に働いていると、それら異物を見つけ出し、防御力を結集して攻撃し、体を守ってくれるのです。

　しかし、何らかの力によってこの免疫の働きが弱くなったりすると、がん細胞や病原体は猛威を振るい出します。免疫力は20歳あたりがピークで、それ以降は次第に低下し、40歳ではピーク時の半分、50歳では3分の1にまで落ち込むこともわかっています。

　そこでいかに免疫力を上げ、病気にならない体でいられるかが、健康で長生きするための秘訣となるのです。

あらゆる病気から身を守るために常に免疫力を高める必要がある

「自然免疫」と「獲得免疫」の違い

免疫には「自然免疫」と「獲得免疫」とがあります。簡単にいうと、自然免疫は人が生まれつき持っている免疫ですが、獲得免疫とは、いろいろな病原体に感染することで次第に身についていく免疫のことです。

自然免疫は、体を強くする、または抵抗力を全体的に高める免疫として、最近、特に注目されています。たとえば、Aさんは1年間に2~3回風邪をひくけれど、Bさんはまったくひかない、Cさんはしょっちゅう風邪をひくという差は、自然免疫の強さの差ともいえます。ただし、自然免疫は年齢の影響を受けるため、年を取るに従い、免疫力は低下していきます。高齢者がいろいろな病気にかかりやすくなるのはそのためです。

発がんもその1つで、高齢になるほど、がんの発症率は高くなり、若いときほど低い傾向にあるのは自然免疫の影響なのです。

一方、病原体などが体内に入ってきたとき、それらに抵抗して抗体が作られますが、その抗体のおかげで、次からは同じ病気にかかりません。これが獲得免疫です。Aという病原体の免疫を獲得しておくと、Aに対しては強くなります。しかしBには弱い——つまりAの抗原（免疫反応を引き起こす物質）にはAの抗体、Bの抗原にはBの抗体でやっつけるという特性があります。

また、自然免疫ではカバーしきれない、血液中に流れている毒素や小さな病原体、細胞の中に入り込んだ病原体などに対しては、獲得免疫がうまく対処します。ただし、自然免疫のセンサーが病原体を幅広く感知するのに対し、獲得免疫は遭遇した病原体そのものにしか反応しないという特性があります。

つまり、どちらの免疫をも高めてこそ、免疫力はアップするというわけです。

年とともにパワーダウンしていく免疫。自然免疫も獲得免疫も、高めることが大切

免疫機能の8割は、なんと腸に存在

近年、免疫機能は小腸に70％、大腸に10％、つまり8割近くが腸（正確には小腸の粘膜である腸管）に存在しているという事実が明らかになってきました。このことは今までよく知られていなかったため、最近の免疫学では、小腸粘膜のことを「免疫の新大陸」「免疫の新世界」などとも呼んでいます。

小腸は、よく「内なる外」といわれます。体の中にあるのに、実は外界と接しているからです。実際、口や鼻の粘膜は、のどや気管支や呼吸器、さらには食道、胃、小腸、大腸を通って肛門までつながっていることを考えてみてください。粘膜というバリアーを介して、小腸は外界と接しているのです。

そのため、腸は、体に必要な栄養を吸収する場所というだけでなく、外から侵入してくるあらゆる異物、病原菌、有害な物質などを取り込まないよう、食い止める関所となり、抵抗力を持つ必要があります。小腸の長さは7mにも達し、その粘膜の面積は、成人では、なんとテニスコートの約1・5倍分に匹敵するほどの大きさがあるのには、そんな理由がありました。実に豊富な免疫機能が「腸」に集中し、対応しているというわけです。

ただ、免疫機能の98％は眠ったままであるともいわれています。それは腸内の、いわゆる善玉菌が不足しているから。腸内が善玉菌だらけになって初めて、すべての免疫機能を活性化できるといいます。

ということは、免疫力を上げるには腸に善玉菌を増やし、腸内環境をよくしなくてはなりません。そのためには食物繊維と酵素が必要なのです。

健康のカギをにぎるのは、腸。善玉菌を増やし、腸内環境を整えて

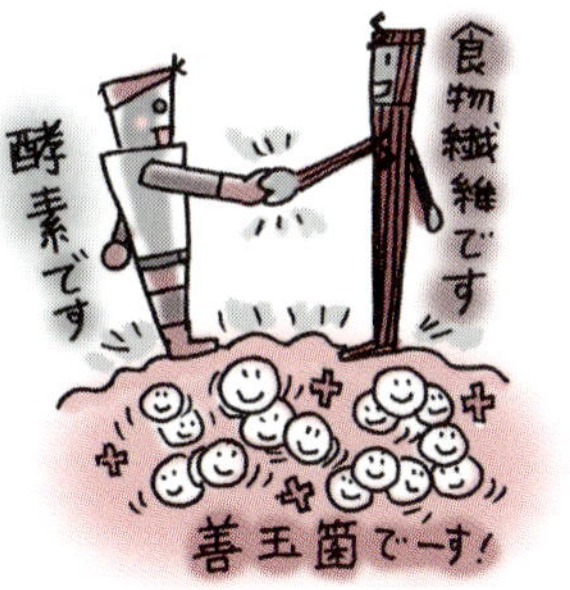

善玉菌が多ければ多いほど、免疫力は高まる

腸の健康を保つために欠かせないのが、腸内の善玉菌の活性化です。善玉菌とは乳酸菌やビフィズス菌などで、外部から入ってくる有害な菌に対処し、免疫力を高める働きがあります。

一方、悪玉菌はウェルシュ菌やブドウ球菌などで、腸内を腐敗させ、発がん性物質や毒素のある有害物質を作り出し、体の抵抗力を弱めてしまいます。

消化の悪いものを食べ続けていたり、食べすぎを繰り返したりしていると、腸内には悪玉菌が増加します。腸内細菌の総量はほぼ決まっているので、善玉菌が増えれば悪玉菌は減りますが、その逆もまたしかり。悪玉菌が増えると、善玉菌は減ってしまいます。

加齢が進むと発がんしやすくなったり、生活習慣病を発症しやすくなったり

するのは、年とともに善玉菌が減り、腸内細菌が腐敗菌、つまり悪玉菌だらけになるからともいえます。生まれたばかりの赤ちゃんの腸は善玉菌がいっぱいですが、善玉菌の代表、ビフィズス菌は40歳くらいから急速に減少し、腸の免疫力を低下させてしまうこともわかっています。

さらに悪玉菌が作り出した有害物質は、腸から吸収されると血液を汚し、慢性疲労や肌荒れ、肝機能障害の原因となるうえ、高血圧や動脈硬化など、全身的な老化をおし進める結果につながります。

逆にいえば、年を取っても腸内を善玉菌優位にしておけば、健康で長生きできるわけです。先ほど、免疫のほとんどは腸管にあるとお話ししました。腸内細菌のバランスさえ整っていれば、免疫力は高くなります。つまり、どんな不調でも回復に向かうということです。

食べすぎたり、消化の悪いものを食べてばかりでは腸内免疫はますますパワーダウン

今や短命に⁉　長寿国だった日本

以前の日本人は長寿でした。もちろん、今も長寿大国ですが、それは現在70歳以上の人たちが元気で長生きなだけ。「今の小学生たちの寿命は50歳や60歳程度ではないか」などという説も浮上してきています。

日本人が世界に誇る「長生き人種」でいられたのは、現在70歳以上の人たちの食生活が、酵素栄養学から見ても立派なものであったからです。肉よりも魚、魚よりも野菜を多く摂り、みそや漬け物、納豆など、優秀な酵素食品を食べ、ひえやあわなど、食物繊維豊富な雑穀を主食にしていた古きよき日本の食生活。よく「低カロリーだったから」といわれますが、それだけではありません。消化に負担がかからず、酵素を無駄遣いしない最良の食事だったのです。

ところがここ30～40年で、日本の食生活は大きく変わってしまいました。巷《ちまた》にはたくさんの食べ物情報があふれ、飽食になりました。「肉や魚でたんぱく質を摂って体を丈夫にし、牛乳からはカルシウムを摂って骨を丈夫にする」などといった、偏《かたよ》った栄養学の情報に惑わされたこともあり、「肉、また肉」の欧米風食生活が定着してしまいました。

バランスを欠き、酵素の欠如した食生活で健康な体が作れるはずはありません。事実、体に不調があり、免疫力が低下している人たちは急増しています。

それを解消するのが、「酵素」です。生命を維持し、病気を治し、免疫力を高めてくれる酵素。さらに腸内で消化を助け、代謝をよくするという大きな役割をも担《にな》っています。酵素がないと、食べ物は効率よく消化できず、腸は腐敗菌、悪玉菌だらけに。すると腸の働きは悪くなって、免疫力も低下してしまう——「酵素が大切」といっているのには、そんな理由があったのです。

以前のような長寿国となるには酵素の力が欠かせない

便の状態で免疫力がわかる

今日はどんな便でしたか？　トイレですぐに「さよなら」していませんか？　流す前に一度、便の状態をチェックする習慣をつけたいもの。きちんと自分の便を知ることが、健康につながります。なぜなら便は腸の状態＝免疫力を如実に物語っているからです。

端的にいってしまうと、いい便なら、腸は健康。よくない便なら、腸は不健康。「人によってお通じには差があるので、2〜3日出なくても特に健康には問題ない」という人もいますが、きちんと食べているなら、毎日、便通があるのが普通です。

まずは、あなたの便のチェックをしてみてください。よくない便の理由も後に紹介しているので、確認するといいでしょう。

「あなたのうんちは、いいうんち？」チェック

□1日1回以上、スムーズな排便がある↓便秘も下痢も腸内環境が悪い

□便が黄色っぽい↓黒っぽい便は肉類や脂肪分の摂りすぎ

□便がバナナくらいの太さ↓コロコロ便は腸の動きが悪く、よい脂肪が不足

□便が臭わない↓極端に臭い便はたんぱく質の摂りすぎで、腸内腐敗が進んでいる証拠

□便が浮く↓沈む便は腐敗しており、たんぱく質過剰で腸内腐敗が強い

□おなかが張らない↓おなかが張るのは炭水化物の消化不良で、異常発酵しているせい

□ちなみに、おならも臭くない↓臭いおならは、脂肪やたんぱく質の摂りすぎで、腸内の悪玉菌が多い

便は腸の状態そのもの。
流す前に必ずチェックして！

便は健康のバロメーター

消化・吸収の大半を行う場所である、腸。腸の状態がよければ、健康で免疫力も高いといえます。よい便が出ていると、腸内環境がよくなり、体の老廃物もどんどん出ていきます。

ところが消化不良によって、体内に残った老廃物や有害物質がとどまる場所も、同じく腸。便が臭かったり、便秘していたり、下痢していたり、便の量が少なかったりするのは、腸内腐敗菌が過剰なまでに増え、腸が汚れた状態にあるためです。すると、免疫力も必然的に低下してしまうことに。

また、腸は酵素が活躍する場でもあります。腸が汚いままだと酵素が有効に働くことができず、酵素の無駄遣いを促す結果にもなってしまいます。

そこで、前ページでチェックしたような、いい便を出す食生活を心がけて。

自分の腸内環境は自分で知っておきましょう。「1日1～3回出て、いきまずにスムーズに出る。色は黄色っぽくバナナぐらいの太さのものが1～2本。臭いはなく、水に浮く」便が理想です。1週間で1kg以上（バナナ7～10本以上）出れば問題なし。いい便を出すには、食物繊維を十分に摂ることです。

以前、便は「単なる食物のカス」と考えられていましたが、実は便の8割以上が腸内細菌の死骸であることがわかってきました。ちなみに、その菌の数は大便1kgあたり、1兆個近くにもなるのだとか。

なお、おならも便と同様、腸内環境を知る大切な手がかりです。音が出て、臭いがなければ腸は健康ですが、音がなくて臭いおならは、食物が腸内で腐敗発酵しているイヤなサインでもあります。便だけでなく、おならの音や臭いにも敏感になってください。

免疫力を高めるには腸を元気にして、理想的な便を毎日出すことが大切

大腸がんすら予防できる、食物繊維のパワー

1977年、イギリスのトロウェル博士は食物繊維と大腸がんの関連をはっきりと示しました。左ページ上の表を見るとわかるように、アフリカに比べてスコットランドでは10万人あたりの大腸がん発生率が10倍以上になっています。

食物繊維の摂取量も見てみましょう。アフリカ人の1日の食物繊維摂取量は36gで、スコットランド人は9gと、アフリカ人のほうが4倍多く摂取しています。さらに1日の大便量です。アフリカの田舎の人は、スコットランドを含む西ヨーロッパ人たちに比べ、同じく4倍多いのです。

いずれも1977年までのデータなので、今は多少の変化はあることでしょう。しかしこれからわかることはただ1つ。食物繊維を摂り、しっかり便を出すほど、大腸がんになりにくいということです。

たくさんの食物繊維を摂って腸をきれいにすれば大腸がんは防げる

食物繊維で大腸がんが減少する

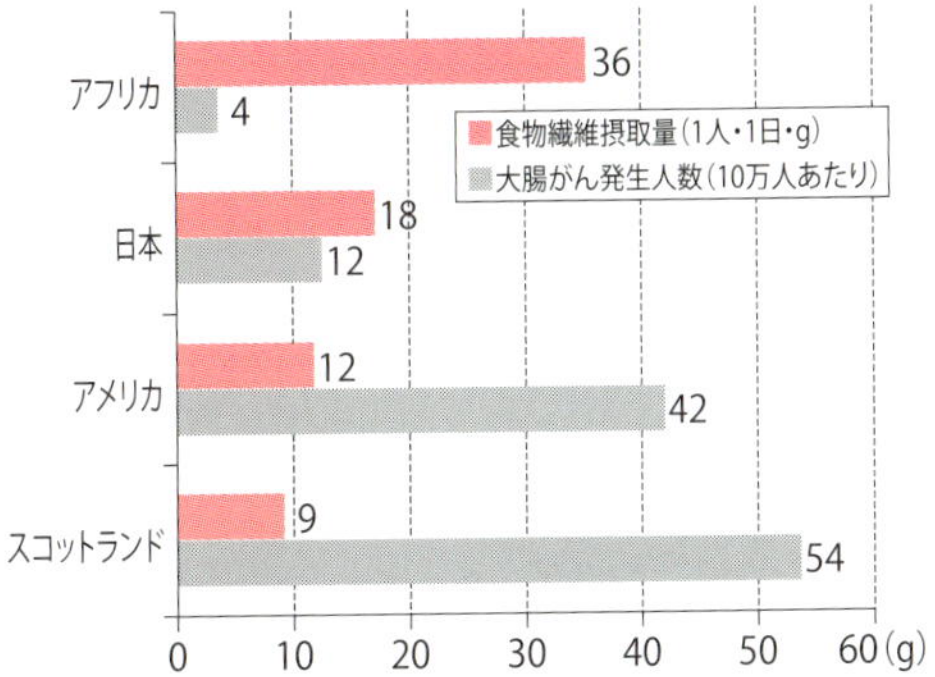

＊食物繊維摂取量の多い国ほど、大腸がんが少ないことを示している

1日の大便量（g）

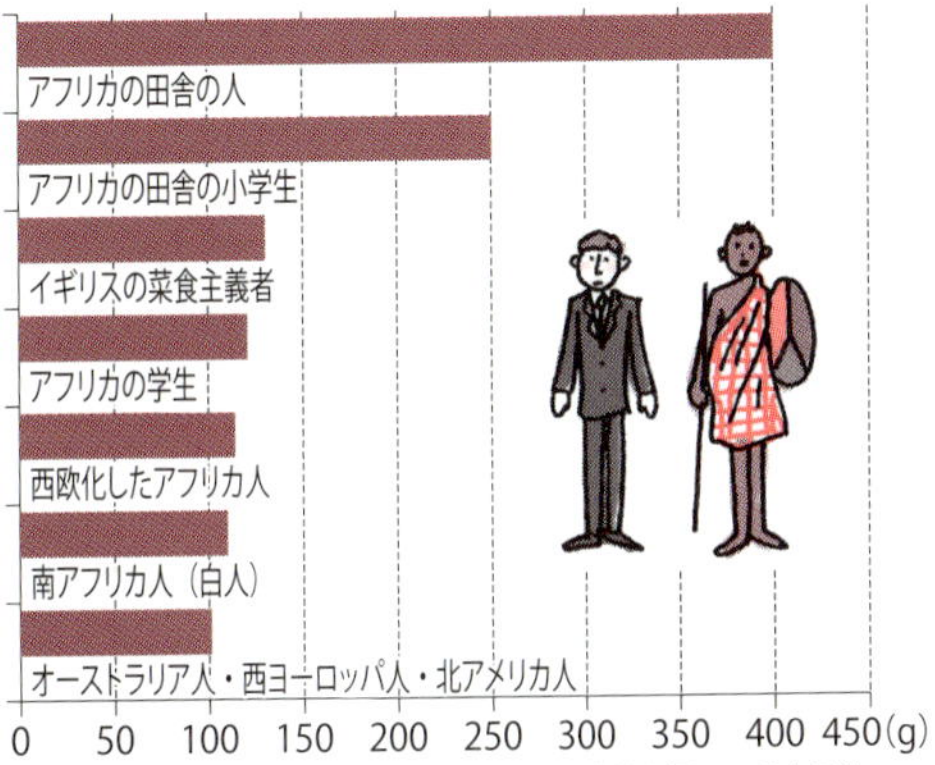

＊食物繊維の多い食物を摂っている人ほど、大便の量が多く食物の腸内通過時間も短い

「いい便」を出すには、食物繊維をたっぷりと

いい便を出すには、食物繊維がたっぷり入った食品を食べたいもの。けれど、食物繊維とはそもそも、何でしょう。これは消化されない食物中の成分のことで、大きく、不溶性食物繊維と水溶性食物繊維の2種類に分けられます。

水に溶けにくい不溶性食物繊維はセルロースに代表され、穀類や野菜、豆類などに多く含まれています。胃や腸で水分を吸収して大きくふくらみ、腸を刺激して蠕動《ぜんどう》運動を活発にし、便通を促進する働きがあります。

もう1つの水に溶ける水溶性食物繊維はペクチンに代表され、果物や昆布、わかめ、こんにゃくいも、里いも、大麦などに多く含まれます。繊維自体が水に溶けてゲル状になり、食べた食品の移動がゆるやかになるので、小腸での栄養吸収がやわらぎ、糖質の吸収もゆるやか。食後の血糖値の上昇を抑えます。

食物繊維は、いずれも大腸内で発酵・分解されると善玉菌であるビフィズス菌などを増やすため、腸内環境がよくなります。そこで不溶性、水溶性どちらもバランスよく摂取したいもの。

しかし、近年、日本人の食物繊維摂取量は減少してきています。１９４７年に比べ、２００５年は約半分にまで減っているというデータもあります。特に穀類からの割合が減っており、食生活の欧米化で肉や乳製品の摂取が増え、米の摂取量が減ったことや、雑穀を食べなくなったことがその理由です。

食物繊維は、先ほどの大腸がんのみならず、最近では、心筋梗塞《しんきんこうそく》、糖尿病、肥満などの生活習慣病の予防にも役立つことがわかってきています。生の野菜や果物は、酵素も食物繊維も両方摂れる優秀食材。やはりこれらはおすすめなのです。

2種類の食物繊維をバランスよく食べ、病気を未然に防いで

食物繊維を多く含む食品はこれだ！

健康になりたいのだったら、このあとに紹介する酵素とともに、食物繊維をたっぷりと摂りましょう。今の日本人の食物繊維の摂取不足は、深刻です。「摂りすぎ？」と思うほど食べても、実際にはまだまだか、ちょうどいいバランスと考えて間違いありません。

基本的には、

1・海藻類
2・豆類
3・野菜（特にごぼうや大根などの根菜類）

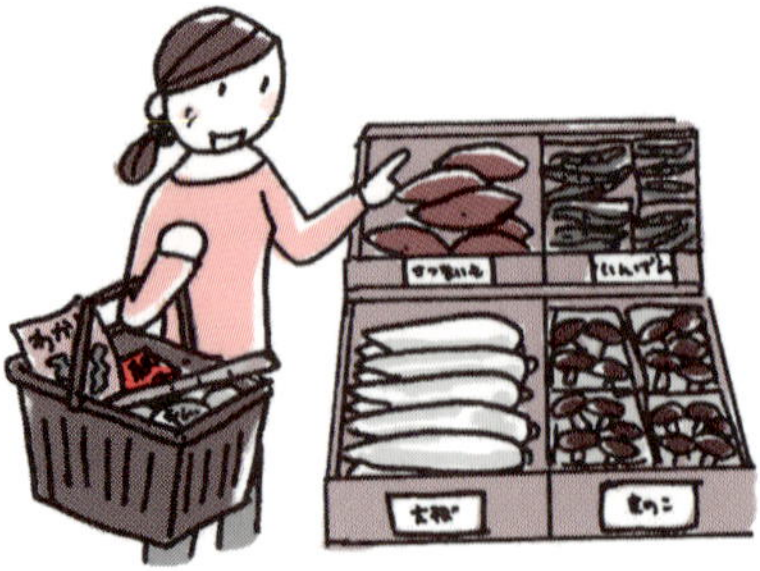

4・キノコ
5・いも類

などに多く含まれていますが、食物繊維を上手に摂るには、

●量を多く食べる「主食」を、食物繊維中心のものにする
●海藻を加えた、生野菜サラダを食べる。あるいは、海藻そのものを増やす
●漬け物、キムチ、ピクルス、納豆などの発酵食品や、食物繊維の多い切り干し大根、里いも料理などをおかずとして摂る

というのがコツです。これだけでも、意識するとぐんと違います。次ページに、食物繊維を多く含む食品の一覧を掲載したので、参考にしてください。

腸内環境がよくなると、体のすみずみに滞っている老廃物が排出されやすくなり、その結果、免疫力も高まります。

食物繊維を多く含む食品を食べ、腸内環境を整えよう

●食物繊維を含む食品一覧

食品名	1食あたりの食物繊維量(g)
枝豆(40g)	2.18
中華めん(ゆで・200g)	2.16
えんどう豆(ゆで・40g)	2.08
コーンフレーク(70g)	2.02
とうもろこし(ゆで・100g)	2.01
生わかめ(20g)	1.98
うどん(ゆで・200g)	1.98
中華めん(蒸し・200g)	1.94
ブロッコリー(70g)	1.87
キウイフルーツ(70g)	1.85
ロールパン(100g)	1.83
生しいたけ(40g)	1.82
芽キャベツ(40g)	1.81
にんじん(70g)	1.79
らっきょう(甘酢漬け・20g)	1.78
ほうれんそう(70g)	1.75
西洋梨(100g)	1.75
七分づき米(100g)	1.73
なす(100g)	1.66
あんず(乾燥・20g)	1.66
板こんにゃく(100g)	1.67
りんご(100g)	1.63
寒天(2g)	1.63
甘柿(100g)	1.60
里いも(70g)	1.54
ごま(乾燥・10g)	1.54
いちご(100g)	1.52
玉ねぎ(100g)	1.50
中華めん(乾燥・100g)	1.48
小麦粉(薄力粉・70g)	1.48
バナナ(100g)	1.48
黒きくらげ(2g)	1.48
凍り豆腐(20g)	1.47

食品名	1食あたりの食物繊維量(g)
干し柿(70g)	7.56
ライ麦パン(100g)	5.21
ひじき(10g)	5.49
甘栗(70g)	4.92
いんげん豆(乾燥・20g)	3.95
そら豆(乾燥・20g)	3.91
納豆(40g)	3.84
おから(40g)	3.77
栗(100g)	3.71
しらたき(100g)	3.62
切り干し大根(20g)	3.58
きな粉(20g)	3.43
ぶどうパン(100g)	3.35
そば(乾燥・70g)	3.32
そば(ゆで・200g)	3.25
小豆(乾燥・20g)	3.19
赤飯(200g)	3.13
グリンピース(缶詰・40g)	3.10
大豆(乾燥・20g)	3.01
日本かぼちゃ(100g)	2.99
オートミール(40g)	2.98
玄米(100g)	2.92
塩昆布(20g)	2.92
真昆布(10g)	2.86
大豆(ゆで・40g)	2.84
うずら豆(煮豆・40g)	2.75
かんぴょう(10g)	2.58
食パン(100g)	2.55
油揚げ乾燥めん(100g)	2.43
さつまいも(100g)	2.32
五分づき米(100g)	2.27
たけのこ(ゆで・100g)	2.27
おたふく豆(煮豆・40g)	2.25

＊カッコ内は1食あたりの標準使用量。地方衛生研究所全国協議会発表のデータより

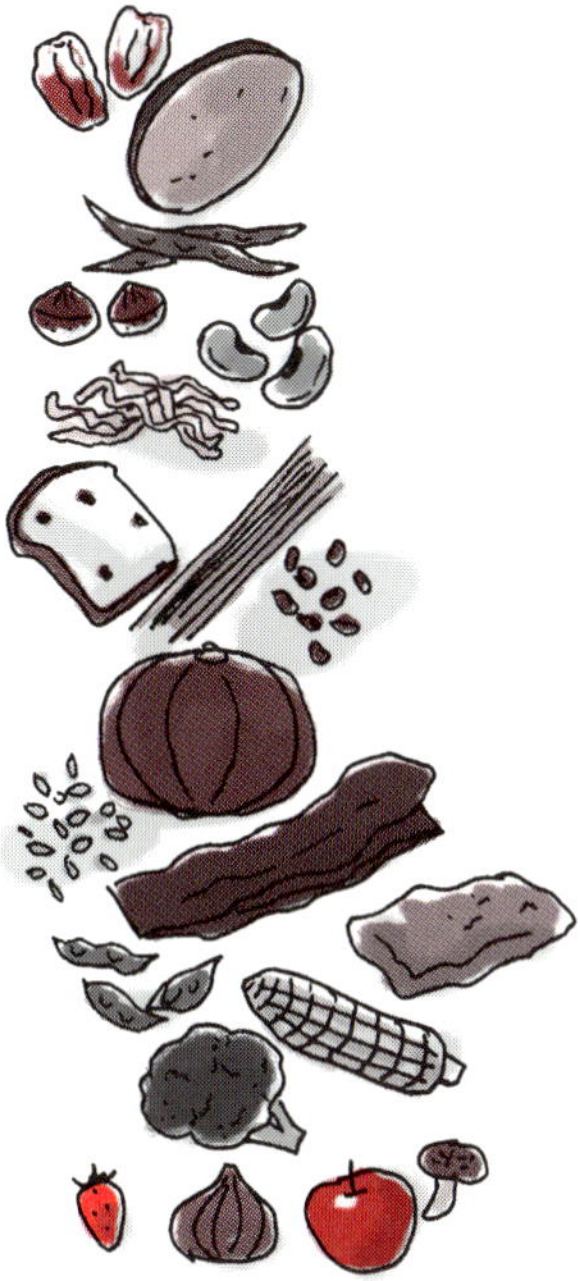

食品名	1食あたりの食物繊維量(g)
うどん(乾燥・70g)	1.45
ごぼう(水煮・40g)	1.43
京菜(70g)	1.41
ぜんまい(ゆで・40g)	1.38
じゃがいも(100g)	1.35
大根(100g)	1.34
しめじ(40g)	1.24
カリフラワー(70g)	1.20
生揚げ(70g)	1.19
えのきだけ(40g)	1.15
小麦胚芽(10g)	1.11
白菜(100g)	1.09
マカロニ(40g)	1.09
精白押し麦(20g)	1.05
温州みかん(100g)	1.05
マスクメロン(100g)	0.96
さやいんげん(40g)	0.94
オクラ(20g)	0.92
本しめじ(40g)	0.92
パイナップル(100g)	0.92
マッシュルーム(水煮・40g)	0.89
干ししいたけ(20g)	0.87
落花生(煎り・10g)	0.87
緑豆もやし(70g)	0.84
とうがん(100g)	0.84
さやえんどう(40g)	0.82
カシューナッツ(20g)	0.80
トマト(100g)	0.79
ピーマン(40g)	0.79
わらび(ゆで・20g)	0.79
セロリ(40g)	0.77
青のり(2g)	0.77
すもも(100g)	0.77

酵素は新しい第9番目の栄養素

現在、たんぱく質・糖質・脂質（脂肪分）・ビタミン・ミネラル（無機栄養素）・食物繊維・水を7大栄養素と呼んでいますが、これらと肩を並べる栄養成分が、「ファイトケミカル」（抗酸化物質として作用する、野菜や果物の色素や辛み成分）、そして「酵素」です。それだけ酵素が人の体に欠かせないことがわかってきたのです。実際、栄養を取り入れて体を作るのにも、毒素や老廃物を排出して病気を治すのにも、酵素が深く関わっています。

ここで最も重要なのは、「酵素は生きている」という点です。そこが、たんぱく質や脂質などほかの栄養素とは大きく違うのです。これを家の建築にたとえてみましょう。ビタミンなどほかの栄養素は、木材や壁土などの「資材」にあたり、さしあたり酵素は「大工さん」でしょうか。つまり、いくら素晴らしい資材がそろっても、「生きて」働く大工さんがいないと、家は建ちません。この大工さんの役目を、酵素はすべての生物の体内で行っているのです。

しかも酵素は、大工は大工でも、「宮大工《みやだいく》」。よい資材＝栄養素を瞬時に見分け、あらゆる栄養素を小分けにしたり、栄養素を各器官へ適材適所に運搬したりと、専門的で高度な技術を持った、格段に腕のいい大工さんです。

酵素は現在わかっているだけでも、体内に1万3000種類以上もあるといわれています。種類が多いのは、1つの酵素は1つの働きしか行わないため。アミラーゼという酵素は炭水化物を、プロテアーゼはたんぱく質を分解しますが、アミラーゼがたんぱく質や脂質を分解することはありません。まるで1つの仕事しか行わない頑固な職人のようですが、それぞれの酵素が忠実に自分の仕事を行い、それによって整然とした生命活動を生み出しているのです。

豊富なビタミンやミネラルも酵素がないと、宝の持ち腐れ

ネズミの実験からわかった、生の食物の効果

スコットランドの研究者であるオアー氏らが、興味深い実験をしています。彼らは、2年半にわたってネズミを多数飼いました。A群の1211匹のネズミには人間が食べるごく普通の25種類の加熱した食物を、B群の1706匹のネズミには生野菜と生の牛乳を与えました。A群にはそれらの人工的なえさに加え、ビタミンやミネラルを補ったえさも与えました。

ところが、A群のネズミは繁殖能力に低下が見られ、感染症にかかりやすくなり、さらに死後の解剖では、腸炎や肺炎、貧血などが多く見つかりました。肺や腎臓、生殖器などにも病気が出現し、がんになったネズミもいました。このような病気は、ネズミの集団では

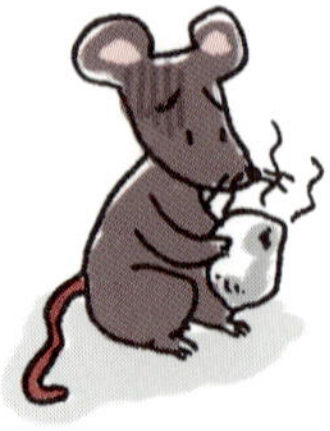

まれにしか出ない病気です。一方のB群は、長く健康だったのだそうです。

また、アメリカのヘイザー博士は、4000匹のネズミを飼い、同じような実験をしました。半数には自然なえさ、残り半数には人間の食事（加熱した食物）を与えたところ、前者は2年目の終わりになっても病気がなかったのですが、後者は痛風や胃潰瘍《いかいよう》、関節炎、肺結核など、さまざまな病気にかかったといいます。いずれの実験でも、カギとなったのは「酵素」でした。

酵素は生野菜や果物などにたっぷりと含まれていますが、熱に弱いため、加熱した料理には含まれません。つまり、「酵素を含んでいる」生の食物がいかに病気に対して強い力を持っているかがわかります。さらにいえば、たとえビタミンやミネラルを補っても、生の食物から摂る酵素がなくては意味をなさないということです。

加熱した食事ばかりを食べていては健康な体は作れない

アメリカの動物園の動物が元気で長寿なわけ

最近のアメリカの動物園の動物は大変、元気で、病気をしなくなったといわれています。特にシカゴのリンカーン・パーク動物園では、本当に健康で長生きの動物ばかりだとか。しかし、戦前（太平洋戦争前）は違いました。動物はみんな病気ばかりして、短命でした。一体、昔と今では何が違うのでしょう。

それは、えさです。現在、ライオンには生の肉と骨だけを与え、ときには生のレバーも与えているといいます。サルにはバナナやりんご、オレンジといった果物と生の野菜ばかり。ここではどんな動物にも、生のものしか与えていません。

けれど、以前は加熱食を多く与えており、戦後になってからビタミンやミネラルを添加してみたものの病気が多く、動物たちは長生きできませんでした。

「もしや、生食（酵素）がポイントでは?」と考えた職員たちは、食事内容を徐々に改善していき、ついに生食オンリーに。そして、長生きするようになったという評判を聞きつけ、今ではアメリカ中すべての動物園がえさを生食だけに切り替えた結果、どの動物も元気で長寿になったというわけです。

生食がいかに大切か、ひいては酵素がどんなに偉大であるか、動物を通して彼らは実感したといいます。

人間も、動物たちと同じ生き物。酵素がなければ元気で長生きできない

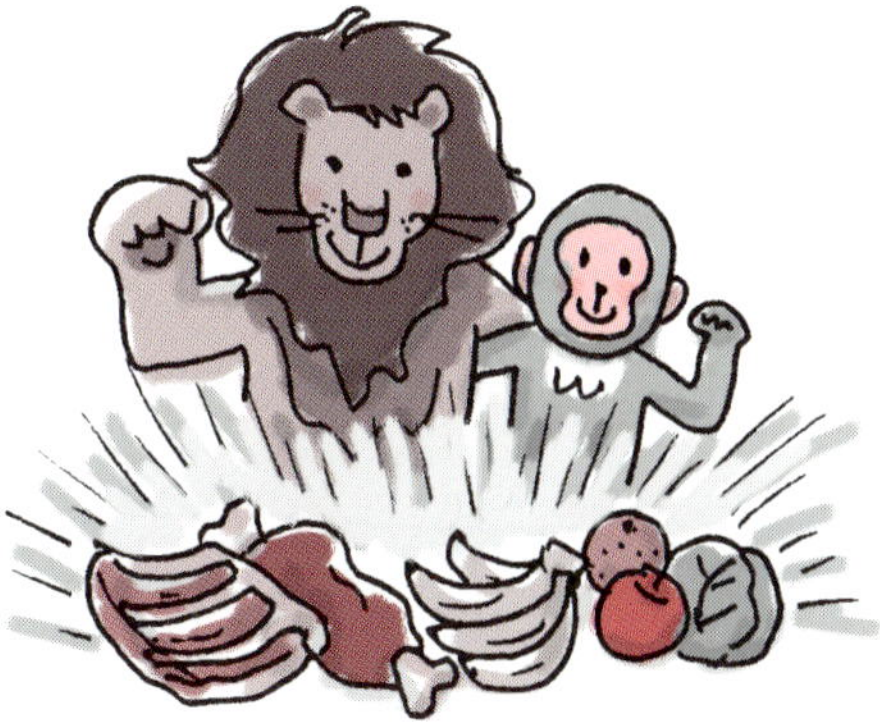

「生命の光」といわれる酵素

1920年代、アメリカのフランシス・ポッテンジャー博士は猫を900匹飼いました。半分のA群には生肉と生の牛乳を与え、残り半分のB群は加熱した肉と牛乳を与えました。するとA群は何代にもわたって健康的で活動的でしたが、B群は心臓病や腎臓病、甲状腺病、肺炎、脳卒中、歯を失う、性欲減退、下痢、怒りっぽいなど、さまざまな症状を引き起こしたとのこと。三代目に至っては不妊症となり、子どもが生まれなくなったといいます。

このとき、「生にあって加熱にないもの、加熱で失われたものは何か」という議論になり、見つかったものが「酵素」だったといわれています。

酵素栄養学の祖である、アメリカのエドワード・ハウエル博士（1899〜1986年）はそんな酵素を「生命の光」といいました。人の体を存在させるためのものであり、少し難しくいうと、「たんぱく質という殻に包まれた、生命力のある触媒《しょくばい》」であるとも語っています。触媒とは何でしょう。たとえば、角砂糖にマッチの火を近づけても燃えませんが、角砂糖の上にたばこの灰を置いてから火をつけると、角砂糖は炎を上げて燃え上がります。これはたばこの灰が触媒（仲立ち）となって、燃焼という化学反応を起こしたということです。

体の中では、休むことなくさまざまな化学反応が繰り返し行われ、60兆個以上もの細胞の新陳代謝を促し、生命活動を生み出しています。酵素はまさに「触媒」です。それもある反応を行う場合、何年もかかるところを一秒で行ってしまうといわれるほどの優れものなのです。化学反応の素《もと》であり、スイッチとなるのが、酵素なのです。

体の中で行われている すべての化学反応のスイッチが、酵素

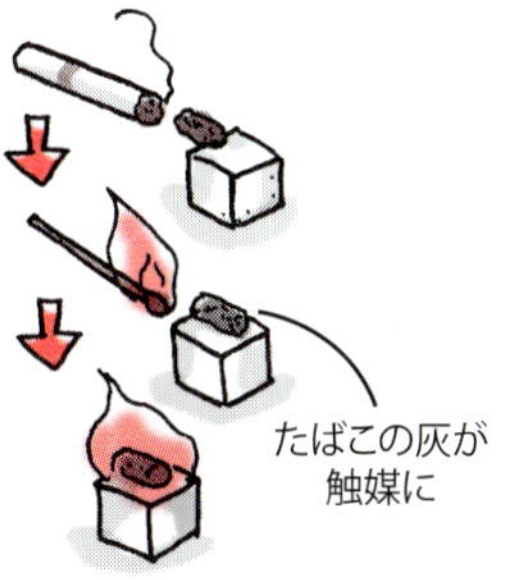

体内にある酵素の量が免疫力を左右する

酵素は、体内にある「潜在酵素」と外部から取り入れる「食物酵素」の2種類に分けられます。

「潜在酵素」は、生まれたときから潜在的に持っている酵素ですが、年を取るに従い、減少していきます。また、酵素は体内で常に作り出されていますが、1日に作れる酵素の量は限られており、必然的に一生のうちで作られる酵素の量も限られてしまいます。

そこで、外部から「食物酵素」を取り入れる必要があります。文字通り、食物から酵素を取り入れるのですが、「食物酵素」にはその食物自体を自己消化するため、「潜在酵素」を使わずにすむというよさがあります。

また「食物酵素」は、野菜や果物、肉や魚など、あらゆる動植物から得ることができますが、いずれも48度以上に加熱すると死滅してしまうという特性があります。そこで酵素を摂るには、どれも「生」で食べなくてはなりません。

さて、ここで、酵素の大きな働きをご紹介しましょう。それは「消化」と「代謝」です。それぞれ、「消化酵素」と「代謝酵素」と呼ばれ、両方で人間の生命活動のすべてを司っています。

消化器官内において分泌される「消化酵素」は、口にした食べ物を消化し、吸収する働きがあります。ちょっと専門的な話になりますが、炭水化物はブドウ糖が、たんぱく質はアミノ酸が、

●完全な消化のメカニズム

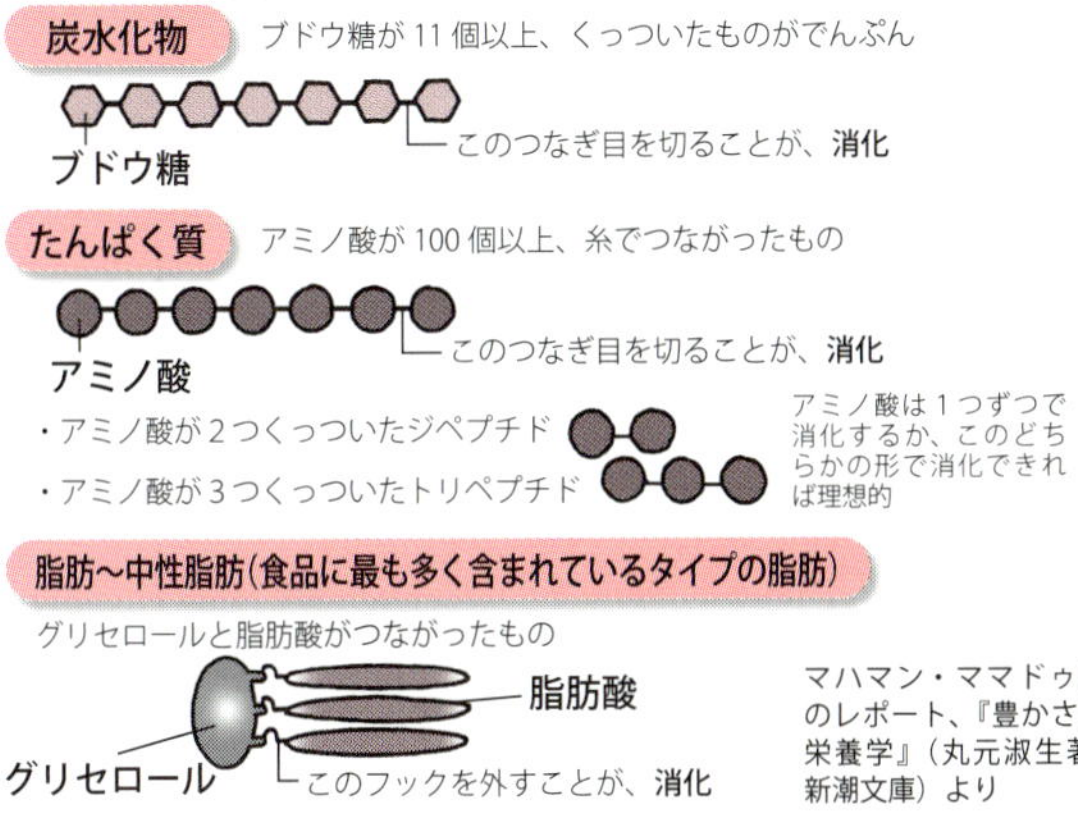
炭水化物
ブドウ糖が 11 個以上、くっついたものがでんぷん
ブドウ糖
このつなぎ目を切ることが、消化
たんぱく質
アミノ酸が 100 個以上、糸でつながったもの
アミノ酸
このつなぎ目を切ることが、消化
・アミノ酸が 2 つくっついたジペプチド
・アミノ酸が 3 つくっついたトリペプチド
アミノ酸は 1 つずつで消化するか、このどちらかの形で消化できれば理想的
脂肪～中性脂肪（食品に最も多く含まれているタイプの脂肪）
グリセロールと脂肪酸がつながったもの
脂肪酸
グリセロール
このフックを外すことが、消化

マハマン・ママドゥ氏のレポート、『豊かさの栄養学』（丸元淑生著、新潮文庫）より

脂肪は脂肪酸とグリセロールという成分がそれぞれつながってできています。それらを切り離すことが、消化です（59ページの図参照）。「消化酵素」はその長い数珠《じゅず》の1個1個の糸を切り取るような役目をしており、糸を切った瞬間、栄養は腸壁に吸収されていきます。

一方、生命を維持するのに不可欠な「代謝酵素」は、消化後、腸壁で吸収された栄養分子をエネルギーに変換させるという働きがあります。免疫や自然治癒力の維持をはじめ、細胞の修復、神経やホルモンのバランス調整、代謝促進など、ありとあらゆることを行います。

しかし、困ったことに「消化酵素」も「代謝酵素」も、一定量の「潜在酵素」の範囲内でしか作られません。「潜在酵素」を「消化酵素」として大量に使ってしまうと、その分、「代謝酵素」に回される量が減り、当然、その働きの1つである免疫力も弱まってしまいます。

つまり食事から十分な量の酵素を摂らないと、消化のために「潜在酵素」が使われてしまい、代謝がおろそかになるということです。免疫のみならず、細胞の再生やエネルギーの産出、運動も、排泄《はいせつ》も、そして解毒《げどく》もすべて「代謝」行為です。これがおろそかになるということは、病気に直結してしまいます。
　そこで積極的に「食物酵素」を摂って補わなくてはなりません。だからこそ、「生食」をおすすめしているのです。

人間のすべての生命活動に必要な酵素。生の食事から大量に補うべし

酵素の種類

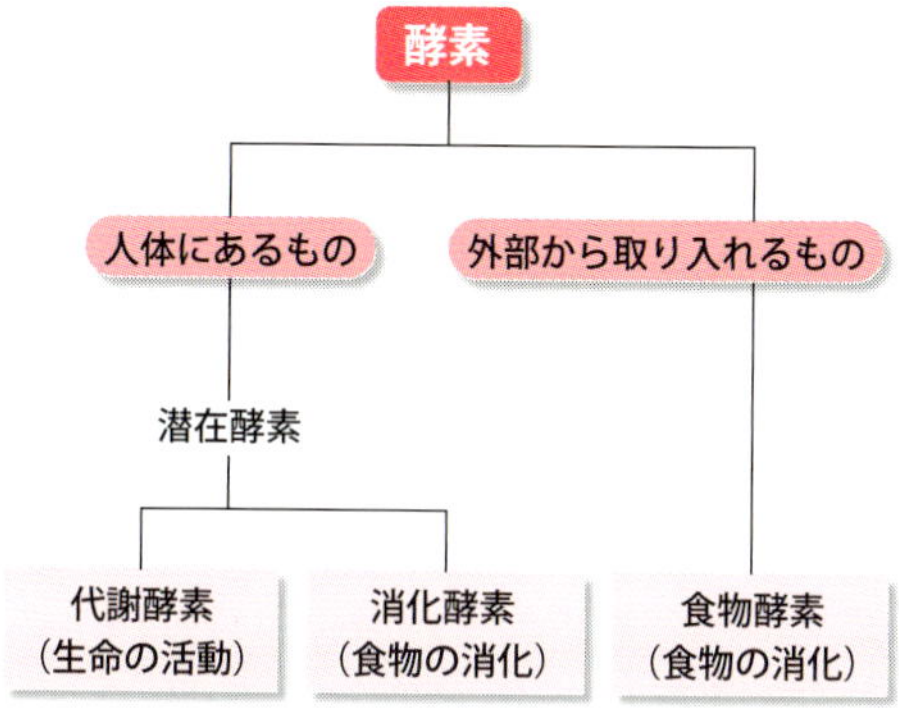

体を作り、病気を治し、すべての生命活動に必要な酵素。

消化器官内で分泌される酵素で、口にした食物を消化する。

生の食物に含まれる酵素で、その食物自体を自己消化する。

酵素を摂る人の免疫力、摂らない人の免疫力

さて、このあたりで一度、今日の食事を振り返ってみましょう。あなたは今日、生野菜や果物を食べましたか？　加熱食ばかりであったり、添加物たっぷりの加工食品を多く摂ったりしていないでしょうか。

現代人は、圧倒的な酵素不足に陥っているというデータがあります。酵素ゼロの加熱食や酵素の働きを阻害する加工食品の摂りすぎで、圧倒的な酵素不足になっているという事実。

この弊害は思いのほか大きく、現在の日本では、アトピー性皮膚炎や花粉症、ぜん息、リウマチなどのアレルギー症状から、がんや脳梗塞《のうこうそく》、心臓病、糖尿病など、生活習慣病まで、多くの病気が増加しています。これらの病気に加え、老化や肥満も酵素不足が原因です。

さて、体型や体の特徴から、あなたが不足している酵素がわかります。次ページで紹介しているので、ぜひチェックしてみてください。一応の目安ですが、おすすめの食事方法や、どんなものを食べるといいかなども具体的に提案しているので、いろいろと参考になるはずです。

【不健康な人の場合】

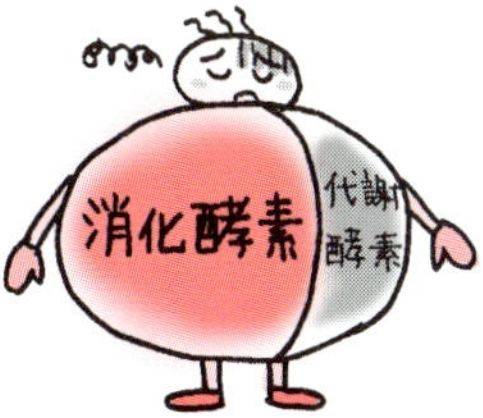

酵素の少ない食生活では、消化のために潜在酵素が消化酵素として多量に消費されてしまい、その分、代謝酵素が少なくなる。代謝ができずに免疫力もダウン。

【健康な人の場合】

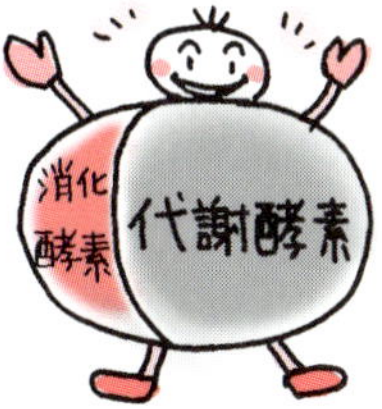

酵素たっぷりの食生活を送っていると、消化が順調に行われ、免疫力もアップ。潜在酵素を代謝酵素に回せるため、体のために有効に使うことができる。

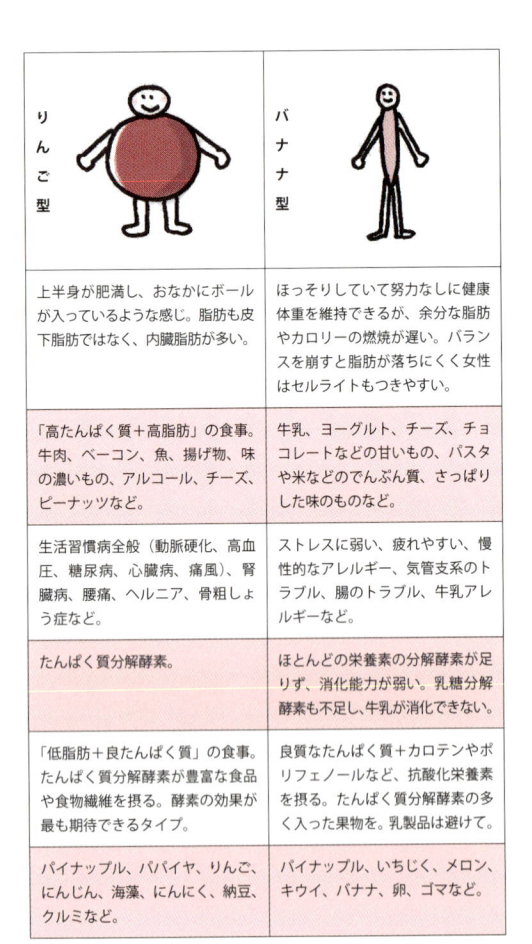

りんご型 	バナナ型 
上半身が肥満し、おなかにボールが入っているような感じ。脂肪も皮下脂肪ではなく、内臓脂肪が多い。	ほっそりしていて努力なしに健康体重を維持できるが、余分な脂肪やカロリーの燃焼が遅い。バランスを崩すと脂肪が落ちにくく女性はセルライトもつきやすい。
「高たんぱく質＋高脂肪」の食事。牛肉、ベーコン、魚、揚げ物、味の濃いもの、アルコール、チーズ、ピーナッツなど。	牛乳、ヨーグルト、チーズ、チョコレートなどの甘いもの、パスタや米などのでんぷん質、さっぱりした味のものなど。
生活習慣病全般（動脈硬化、高血圧、糖尿病、心臓病、痛風）、腎臓病、腰痛、ヘルニア、骨粗しょう症など。	ストレスに弱い、疲れやすい、慢性的なアレルギー、気管支系のトラブル、腸のトラブル、牛乳アレルギーなど。
たんぱく質分解酵素。	ほとんどの栄養素の分解酵素が足りず、消化能力が弱い。乳糖分解酵素も不足し、牛乳が消化できない。
「低脂肪＋良たんぱく質」の食事。たんぱく質分解酵素が豊富な食品や食物繊維を摂る。酵素の効果が最も期待できるタイプ。	良質なたんぱく質＋カロテンやポリフェノールなど、抗酸化栄養素を摂る。たんぱく質分解酵素の多く入った果物を。乳製品は避けて。
パイナップル、パパイヤ、りんご、にんじん、海藻、にんにく、納豆、クルミなど。	パイナップル、いちじく、メロン、キウイ、バナナ、卵、ゴマなど。

＊表提供・（社）日本ナチュラルビューティスト協会

●不足酵素の違いによって、体型も違っていた!?

体型	マンゴー型 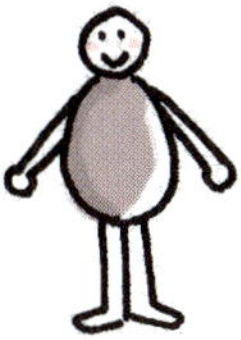	洋ナシ型 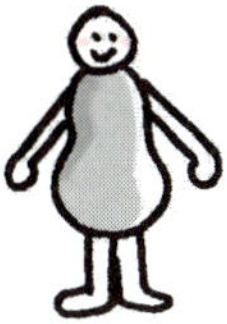
特徴	全身に脂肪がつき、ふっくらしている。皮下脂肪がつきやすい。遺伝的にセロトニン（※）不足で気分が不安定になり、甘いものに依存しやすい。	おなかや腰、おしり回りなど、下半身に脂肪がつきやすい。女性の場合は、女性ホルモンの影響で水分が停滞し、むくみやすい。セルライトもできやすい。
好きな食べ物	ケーキ、チョコレート、パスタや米などのでんぷん質、カフェインなど。	「脂肪＋糖分（でんぷん質）」の食事が好きで、脂肪蓄積の原因に。スパイシーなもの、脂肪が多くてクリーミーなもの、味の濃いもの、ジャンクフードなど塩分の多いもの、スナックなど。
症状	疲労感、気分の落ち込み、うつ症状、血行不良、血糖値の異常など。	むくみ、（女性の場合は）PMS、肝臓疾患、甲状腺や肝機能低下など。
不足している酵素	糖質分解酵素（糖分やでんぷん質を分解できない）。	脂肪分解酵素。
おすすめの食事方法	「高たんぱく質＋低糖」を心がけて。たんぱく質不足により糖質分解酵素が不足しがちなので、炭水化物と糖分の量を減らし、高たんぱくな食事を。	脂肪分解酵素が不足しているが、脂肪をカットしすぎると体調を崩す原因に。良質な脂肪とたんぱく質を摂取して。また塩分を排出するカリウムを積極的に。
増やしたい食品	果物、卵、豚肉、海藻、玉ねぎ、ニラ、山いもなど。	セロリ、きゅうり、海藻、アボカド、かぼちゃ、納豆、小豆、いわし、さんまなど。

※セロトニン：神経伝達物質の1つで、気分や不安感、睡眠や食欲、血圧などに関係する。

COLUMN

「健康によい」といわれる牛乳は、実は体によくなかった？

牛乳が健康にいいと思っている人は多いでしょう。

けれど、牛乳の摂りすぎは実は体によくありません。中でもカルシウム補給にはかえって悪影響を及ぼすという調査結果があります。アメリカのハーバード大学で1980年から12年間にわたって、30〜55歳の女性看護師7万7761人を対象に行われた、牛乳摂取と骨折の関係についての追跡調査を見てみましょう。

A群は毎日コップに2杯以上の牛乳を飲み、B群は週に1度だけでした。すると、牛乳をたくさん飲んでいるA群のほうが、B群よりもはるかに骨折しやすいという結果が出たそうです。

また、2008年の厚生労働省の研究報告では、牛乳や乳製品の摂取が、1日約330gのグループと、1日約12gだけのグループを比較したところ、前者は後者に比べ、約1・6倍の人が前立腺がんになったというのです。

さらに、日本人には分解酵素ラクターゼが少ないため、牛乳を飲むとおなかの調子が悪くなる人も多くいます。

健康になりたくて牛乳を飲んでいたのなら、もうやめること。牛乳は積極的に飲まないほうがいいでしょう。

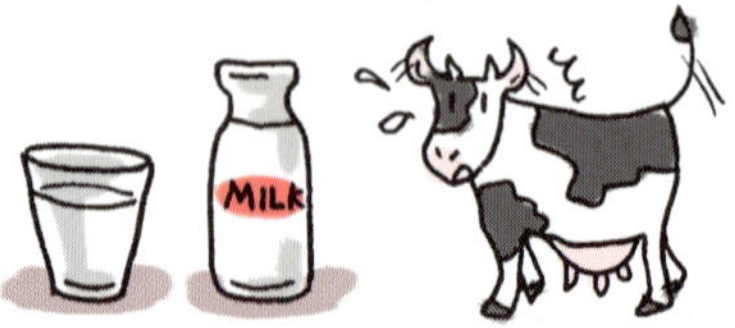

免疫力アップ、そして健康な体作りのために
大切な酵素ですが、
効率的に働かせるには
知っておきたいことがあります。
ここでは免疫と腸の関係について
お話ししましょう。

第二章　「病気にならない体」は酵素で作る

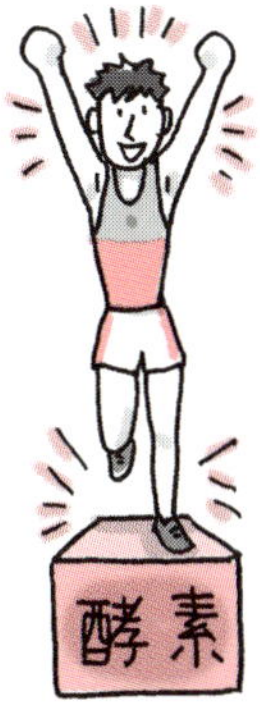

野生動物にもイヌイットにも動脈硬化がない不思議

野生動物が、人間のかかるような心筋梗塞《しんきんこうそく》や動脈硬化などの病気になったという話を聞いたことがありますか？　実はこのような病気になるのは、人間や人間が関わっている動物であるペット、家畜、動物園の動物だけです。その理由はどこにあるのでしょう。もうおわかりですね。そう、酵素です。

野生のライオンやトラが肉食なのに、健康でいられるのはなぜでしょう。肉の食べすぎが動脈硬化を促進し、心臓病などの大きな原因になるといわれていますが、それなら肉ばかり食べている野生のライオンにも心筋症や心筋梗塞などがあってもおかしくはありません。けれど、ない。

それは、彼らは食事の始めに酵素を食べているからです。彼らのえさは草食動物ですが、草食動物の腸には消化酵素のたっぷり入った草が入っています。

まず、そこから食べ、そのあとに肉を食べるのです。つまり、間接的な草食なのです。もちろん肉も加熱などしてありませんから、消化酵素が含まれています。ちなみに北海道で、野生のクマがサケを捕獲して食べるときも、やはり身（肉）を食べる前に腸を食べるそうです。

では、原始的なイヌイットはどうでしょう。彼らは生野菜や果物を食べずとも、健康に暮らしていました。食べていたのは肉や魚。なのに動脈硬化もなく健康そのものであることに注目して調査した結果、彼らがよく食べる青魚などに血流をよくするＥＰＡ（エイコサペンタエン酸）やＤＨＡ（ドコサヘキサエン酸）が多く含まれていることがわかったのです。

その後、それらを総称した「オメガ3系脂肪酸（良質の脂）」が脚光を浴びましたが、彼らの健康の秘訣はそれだけではありませんでした。ここでもまた、酵素だったのです。

「イヌイット」はもともと「エスキモー」と呼ばれていました。この「エスキモー」というのは、元はアメリカインディアンの言葉で「生肉を食べる人たち」

を指します。現在は欧米的なライフスタイルが浸透し、食生活も変わってしまいましたが、伝統的な彼らの食事はアザラシの肉や魚、鳥などでした。それを煮たり焼いたりせずに食べていたのです。貯蔵するにも雪の中に埋めて冷凍し、それを部屋で解凍してから生のまま、食べていたそうです。

彼らの住んでいる場所は北極点近く。野菜や穀物の栽培はほぼ不可能です。アザラシの食べた海藻がつまった胃などは彼らにはサラダ代わりだったのかもしれませんが、いずれにせよ動物性に偏《かたよ》った食生活であったことに間違いありません。にもかかわらず、成人病がほとんどなかったのです。

１９２６年の北極探検隊に同行したW・A・トーマス博士は、こう報告しています。「イヌイットの日常の食生活は、ほとんどが肉と魚で、それを生で食べるのが特徴である。成人１４２人（40〜60歳）の腎臓と心臓血管の病気を調べたが、異常のある者はいなかった。……彼らの生活条件の中で特異なことといえば、肉食にもかかわらず、腎臓病や心臓血管病（動脈硬化など）の傾向がまるで見られないことだ」。

ところが、その後、カナダ北部に住むイヌイットの生活を調べたI・W・ラビノウィッチ博士によると、昔ながらの原始的な生活をやめ、白人の生活様式・食スタイルを取り入れるようになったころから、彼らにいろいろな病気が流行しだしたのだそうです。アザラシの肉や魚ばかりを食べていたころより、精製された穀物や野菜を食べ、よりバランスがいいと思える食事にしたら、動脈硬化や高血圧が顕著に増えてしまったという事実。いかに生食が大切なのか、ここからもわかってもらえることと思います。

酵素さえしっかりと摂れていれば肉食すら問題にはならない

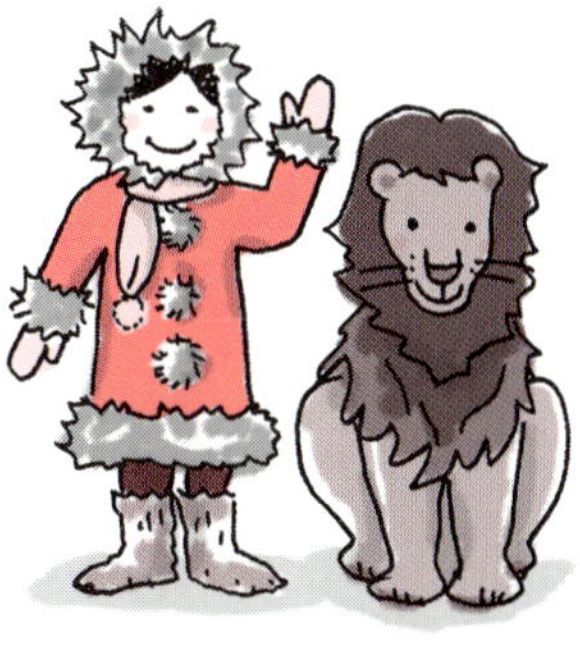

母乳は免疫力たっぷりの酵素ドリンク

最近は自然回帰ブームも手伝って、再び母乳が見直されていますが、免疫力の側面から見ても、やはり人工のミルクは母乳にかないません。

アレルギー疾患を減らし、免疫物質が気道感染や腸炎、髄膜炎《ずいまくえん》などを予防するといった効果が報告されていますし、母乳で育った子は将来、メタボリック症候群になりにくいとするデータもあります。生まれてすぐ母親の持つ多くの細菌にさらされても、母乳にはその母親自身の持つ抗体が含まれているので、母乳を飲んでいれば免疫力がつき、病気にかからないともいわれています。

また、赤ちゃんは唾液に含まれるアミラーゼという酵素が少なく、すい臓での消化液分泌は不十分。早くからミルクで育てると、消化や吸収のための酵素を自力で生産しなくてはならず、すい臓などの臓器に負担をかけますが、母乳にはたっぷりの酵素が含まれているので、酵素不足の心配もありません。

さらに、酵素が赤ちゃんの生死を分けたという研究もあります。アメリカのラッシュ医大のグルーリリー、サンフォード、ヘロンの3人は生まれた直後から9カ月までの2万61人の赤ちゃんで、母乳と殺菌した牛乳を飲ませた場合の違いを比較してみました。病気になった赤ちゃんは、母乳だけの子が37・4％、母乳と牛乳併用の子は53・8％、牛乳だけの子は63・6％でした。また死亡した赤ちゃんは全体で1・1％いましたが、うち6・7％が母乳だけの子、27・2％が母乳と牛乳併用の子、残りの66・1％は牛乳だけの子だったそうです。

このほかにも、ボストンやロンドンなどでも、母乳の赤ちゃんのほうが虫歯になりにくい、感染症や胃腸の病気などにかかりにくいというさまざまな研究結果があり、いずれも酵素の力が少なからず影響することを裏付けています。

酵素たっぷりの母乳で育った赤ちゃんは免疫力も高く、病気になりにくい

使うほどなくなる、限りある一生の酵素量

人間が潜在的に持っている「潜在酵素」。その量は生まれつき、人によって違います。生まれてからでは変えられません。

というのも、妊娠中の母親の食べ物に左右されるからです。胎児のとき、母親がたくさんの酵素食を食べていれば、その人は潜在酵素がたくさんあり、その逆なら、酵素は少ないわけです。もし今、妊娠中のお母さんがいれば、ぜひ、たくさん酵素を摂ってください。

けれど、いずれにせよその量には限りがあります。使えば使うほど、どんどん減っていきます。まるで銀行の貯金やバッテリーのよう。あらかじめ体内に備わっている潜在酵素は使えば使うほど、少なくなっていくのです。

もちろん酵素は新たに作ることもできます。けれど、毎日、作り出される酵

素量は一定で、この量にも個人差があります。そのため、消化に多く使ってしまうと、代謝に酵素が回せず、代謝がおろそかになります。だからこそ「消化に多く使ってはいけない」と何度もお話ししているのです。

潜在酵素が減ったときが病気であり、潜在酵素がほとんどなくなったときが、死です。そのため、酵素の無駄遣いを避けることが健康を獲得する第1条件なのです。

ただ、見方を変えれば、補充さえできれば大丈夫ともいえます。食物酵素をたっぷり摂り、消化酵素に回せればいいわけです。それが積極的な生食をおすすめしているゆえんです。

また、潜在酵素が少ない人が、みな短命なわけではありません。食物から酵素をしっかり摂り、無駄遣いさえしなければ、元気で長生きできるのです。

使った以上に酵素を摂ることができれば、いつも元気でいられる

人は酵素がなくなると老化していく

人の体は100万もの異なった化学反応を行う、60兆とも100兆ともいわれる数の細胞から構成されていますが、その反応すべてに関与しているのが酵素です。血圧を調整したり、血栓を取り除いて血管をきれいにしたり、思考したり、筋肉を動かすのにも酵素が関わっています。

外部から侵入してきたウイルスやがんの芽を攻撃し、健康を守る免疫機能も、酵素なくしては働きをなしません。病原体などの異物を食べる白血球（マクロファージ）の内部には酵素が待ち構えていて、捕まえたウイルスなど、異物を分解するのも酵素だからです。自然治癒力、つまり免疫力の要《かなめ》は酵素であるといっても過言ではないのです。

最近の研究では、体内には1万3000以上もの異なった種類の酵素が存在し、たんぱく質分解酵素だけでも9000種以上が、さらに各細胞に3000種以上、動脈内だけでも98種以上の酵素が存在していることがわかってきています。

ところが困ったことに年を取るに従って潜在酵素は次第に減少し、活性が低下していきます。シカゴのマイケル・リース病院のメイヤー博士たちは、老人と若者の唾液中の酵素を比較し、老人は酵素活性が若者の30分の1にまで落ちてしまうことを確かめました。ドイツのエカード博士も1200人の尿を採取し、尿に混ざっているアミラーゼ（酵素の一種）が、老人では若者の半分しか活性していないことをつきとめました。

老化とは体内酵素の衰弱そのものであり、生命活動を支えている酵素が力をなくせば、さまざまな障害が生じてくるのは当たり前のことでもあるのです。

健康を保つには、体内酵素を浪費せず、強いパワーの酵素を維持することがカギ

酵素学的・1日の生理リズムを知ろう

「ナチュラル・ハイジーン」という健康理論があります。これは1830年代、アメリカで、投薬や手術を主流とする医学に対して疑問を抱いていた医師たちが編み出したものです。

1日の中では「朝起きて、昼に活動し、夜は眠る」という基本的なサイクルがありますが、体の生理リズムも同様で、人間には消化や代謝にそれぞれふさわしい時間があると考えたのです。

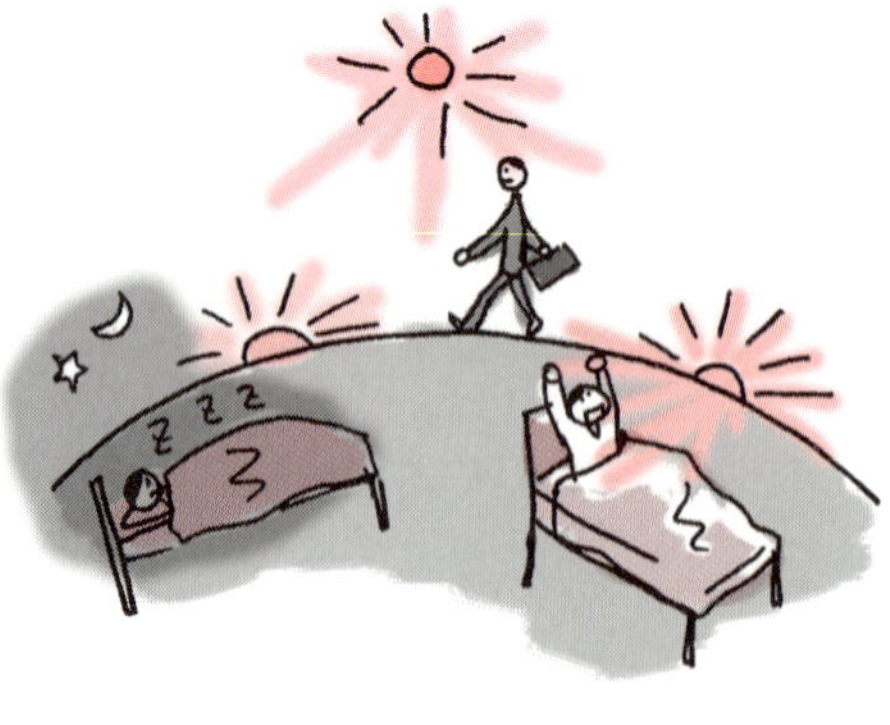

1・排泄の時間（午前4時〜昼12時）

体の毒素を出しきって、排泄を促す時間です。排泄に酵素を使っているので、ここでしっかりとした食事は禁物。消化酵素を働かせると、代謝酵素が足りなくなって代謝がスムーズに行われず、体内に毒素をため込んで太る原因にもなります。食べるのなら、酵素が豊富で排泄を助ける食べ物を。ちなみに朝、起きて排便がある人は、この人間のリズムに実に合っています。夜中に代謝して解毒したものを尿や便として排出しているのです。

また、胃や腸などの消化器官はまだ目覚めていない状態です。内臓がフル稼働を始めるのは、起床後3時間ほど経ってからだといいます。

2・栄養補給と消化の時間（昼12時〜午後8時）

朝、起きてから少しずつ臓器の働きがよくなり、正午をこえたあたりには消化能力は上がっていきます。11〜12時近くなって、猛烈におなかがすいてくる人もいるでしょう。それはやっと胃腸が目覚めて食事を摂る準備ができたというサインです。

消化酵素も活発に働き出すため、食事を摂るならこの時間帯がベストです。

3・吸収と代謝の時間（午後8時〜午前4時）

2で摂った栄養素が消化・吸収され、全身に回っている時間帯です。体の中では新陳代謝が活発に行われ、古くなった細胞の再生や新たな酵素の生産、体内の老廃物の排泄の準備をしています。

この時間帯に、しっかりと睡眠を取れば、代謝が活性化して免疫力も上がりますが、深夜の食事や深酒、夜更かしなどを続けていると、新陳代謝も正常に行われず、体を壊す原因に。ちなみに、がん細胞は深夜12時から午前4時の間に増殖しやすいという学説もあります。

また、午後8時を境に、消化活動から代謝活動にうまくバトンタッチさせることが重要です。これがうまく行われると、代謝活動もうまく働くため、免疫力がアップします。できるだけ午後8時以降は何も食べないよう、心がけてください。

できるだけこの生理リズムに近づけることで免疫力が高まる

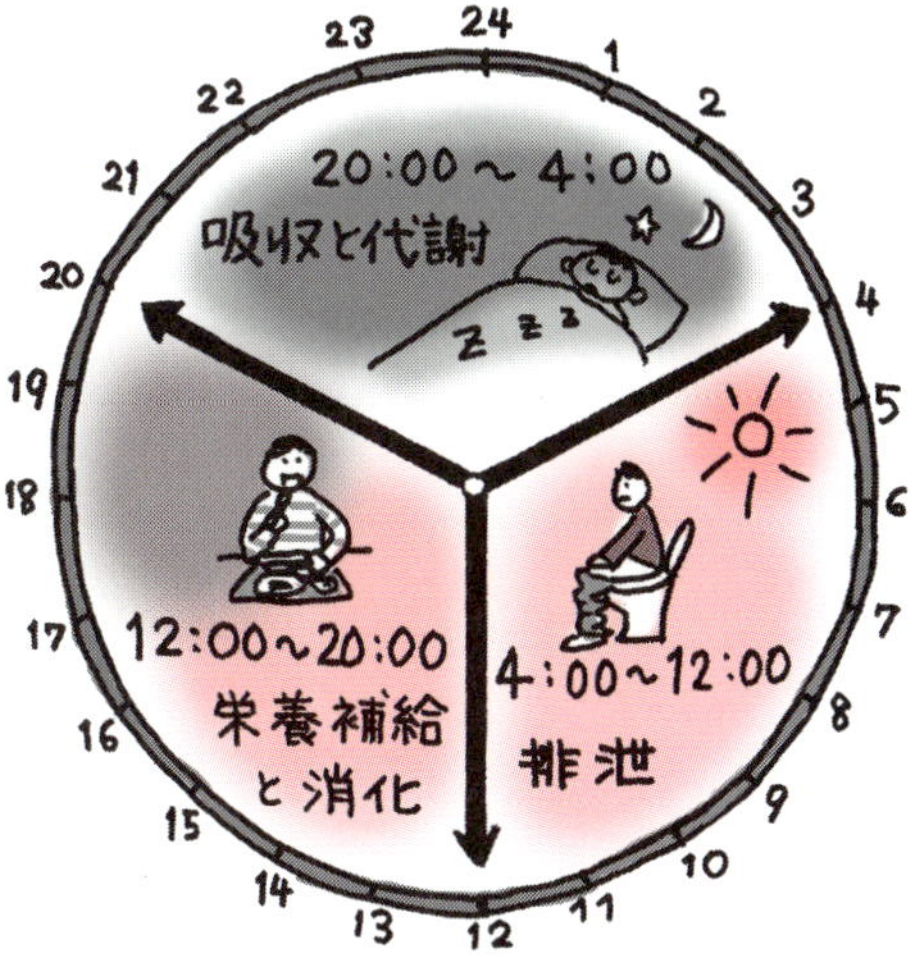

〈体の生理リズム〉
排泄の時間は、午前４時～昼12時
栄養補給と消化の時間は、昼12時～午後8時
吸収と代謝の時間は、午後8時～午前4時
人の体はこのサイクルで1日のリズムを作っています。

朝食は食べなくてもいい

「朝ご飯はしっかり食べて」。そういわれて育った人も多いはず。1日のスタートである朝にエネルギー補給しないと、「頭の回転が鈍り、勉強ができない」「動いてもスタミナ不足ですぐ疲れる」といわれると、「その通り」と思えます。

実際、朝食を食べたほうがいいのか、あるいは食べないほうがいいのかという議論は、日本のみならず、欧米各国でも盛んに行われています。

けれど、先ほど紹介した本来の生理リズムからいうと、朝は食べなくてかまいません。そもそも日本人が1日3食になったのは江戸時代になってからのこと。明治時代や大正時代まで、朝食は粗末なものだったといいます。現在のように「朝ご飯をしっかり食べよう」というスローガンが掲げられるようになったのは戦後、昭和30年を過ぎてから。歴史的に見ても、日本人の体質に合うのは、実は1日2食なのではないでしょうか。朝食を食べるとしても、排泄を助けるための酵素の多い生野菜や果物だけで十分です。

ちなみに1日2食にして夜7時ごろに夕食をすませると、翌日の昼食まで少なくとも17時間は消化器官を休ませることができます。プチ断食できるのです。簡単に試せるので、体調がよくないと思ったら、やってみてください。

英語で「朝食」を「breakfast」といいます。「fast」には「早い」という意味もありますが、本来は「断食」という意味です。一晩何も食べない状態（fast）を破ること（break）、それこそが朝食の語源です。

断食後に食べる朝食が、重くていいはずはありません。朝からしっかり食べれば、必ず体に負担がかかります。消化がよく、浄血作用（血液をきれいに浄化する作用）の高い生野菜や果物を朝、食べることは理にかなっているのです。

朝食を摂るなら、酵素豊富な生野菜や果物だけで十分

不調のときこそ、「食べない」

具合が悪くて食欲がないとき、「栄養をつけるためには食べないと」などと考え、無理して食べる必要はありません。

病気のときに食欲が落ちるのは、体が消化酵素を抑え、その分、しっかりと代謝に回して免疫力をアップさせ、元気を回復させたがっているサインです。それを見逃し、「疲れた体には栄養補給」＝「しっかりとした食事」という間違った常識に惑わされてはいけません。

体力が落ち、不調のときこそ、食べない。ただ、水分補給は必要なので、水はこまめに飲んでください。もし食べられそうなら、消化がよく、ミネラルやビタミン、ファイトケミカルなどをたっぷりと含んだ生野菜や果物を。ジュースにすると、より消化を助け、体に負担もかかりにくいので、おすすめです。

朝はもちろん、昼も夜も、体調が戻るまで続けると、かなり元気になります。また、「食べすぎや飲みすぎで胃が重い」というときには、大根おろしやりんごのすりおろしを。

食べすぎは消化酵素を消耗するうえ、消化しきれなかった残留物が腸で悪玉菌のえさとなり、腸内環境が悪化する原因になります。胃腸の働きを助けて消化を促進する大根や、腸をきれいにして疲労物質を分解するりんごのすりおろしを食べれば、胸焼けなどの不快な症状も楽になります。

不調のときに無理して食べると、余計に体に負担がかかる

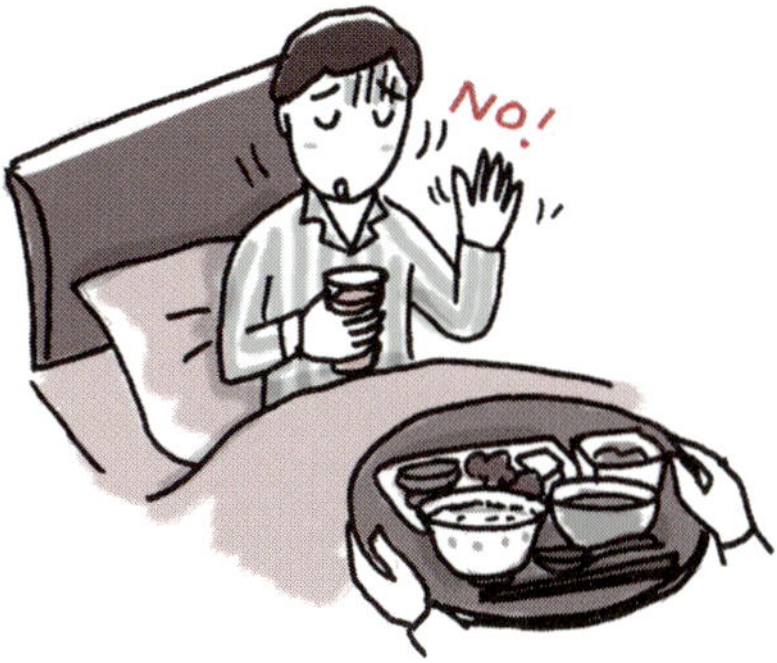

人間の胃は、実は2つあった!?

以前、捕えられたクジラの腹を裂いたところ、中から32頭ものアザラシが出てきたことがありました。クジラは複数の胃袋を持っていますが、第1の胃から次の胃への通路は狭く、どうやって最後の胃までアザラシが到達できたのか、学者の間で議論の的となっていました。結局、アザラシの持つ酵素でアザラシ自身を溶かし、次の胃袋へ進むということがわかりました。

牛や羊、鳥なども複数の胃を持っていますが、最初の胃では消化酵素は分泌されません。そこは食べたものを貯めておき、適当な温度と水分によって食べた食物自体の酵素をよく働かせ、分解を促すための場所です（事前消化）。

そして最後の胃になって、ようやく自分自身の消化酵素が分泌されますが、事前にある程度、消化されていれば、本格的な消化の段階になっても彼らは自分たちの消化酵素の分泌は少量でいい、つまり体で酵素を作り出す量は少なくてすみます。その負担が軽ければ、それだけ代謝に回すことができるのです。

人間にも、実は胃が2つあります。正確には、人間の胃は2つの部分に分かれています。1つ目の食道から最初に食物が入る部分では、牛や羊などの第1胃と同じように消化酵素の分泌はありません。食物自体の持つ酵素によって事前に消化し、その先に進んで初めて消化酵素が出てくる、これが2つ目です。

本来、人間の胃は、動物と同じように消化酵素を節約できる仕組みになっているにもかかわらず、私たちは食物酵素をしっかりと摂っていません。酵素がない加熱食ばかり食べているのは、やはり問題なのです。

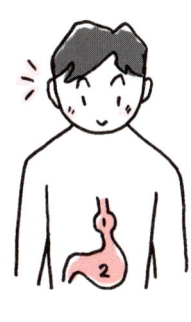

本来の胃の働きから考えても
酵素たっぷりの食べ物が必要不可欠

「食事をするなら酵素から」のわけ

酵素を上手に取り入れるには、1つコツがあります。それは酵素を先に胃の中に入れるということ。加熱調理したものを食べる前に、胃の中に酵素たっぷりの食べ物を送り込んでおくのです。

酵素たっぷりの食べ物、つまり生野菜や果物は胃の中を30分ほどで通過するようです。列車にたとえると、新幹線でしょうか。速く通過し、しかも自分で酵素を持っているので、自己消化を行い、消化を促してくれます。

一方、ご飯やパンなどの炭水化物は胃の中に平均3～4時間ほど滞在します。列車でいうと、鈍行列車です。しかも食べすぎると消化不良を起こし、腸内で発酵しておなかが張ったり、ガスが出たりします。

さらに肉や魚、卵、乳製品などの動物性たんぱく質ともなると、胃の中に4

〜8時間は滞在するそうです。この遅さをたとえるには列車では無理で、自転車でしょうか。食べすぎると腸内で腐敗するので悪玉菌が増殖し、腸内環境を悪化させます。逆流することもあり、本当にやっかいです。

消化管という1本の線路内で、先に新幹線を通せばその後もスムーズに進みますが、先に自転車が通ると、そのあとは大渋滞。生野菜や果物がたとえ酵素を持っていても、加熱食を消化するためにすでに体から消化酵素が出てしまったあとなので、食物酵素の効果を十分に発揮できません。

何かを食べるときは、まず生野菜や果物から——これを意識してください。

先にご飯や肉などを食べず、生野菜や果物などの酵素食から

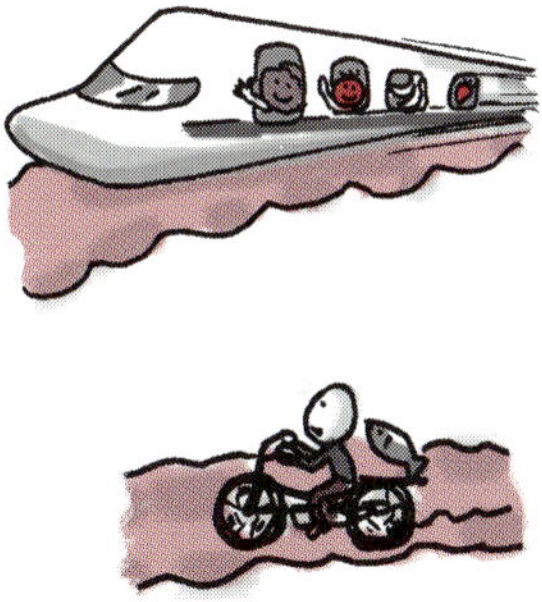

酵素を効率的に摂る方法

食物から上手に酵素を摂るには、次の3つの方法があります。

①低速圧搾《あっさく》ジューサーで生ジュースを作る（回転する速度が速すぎると、細胞が壊れてしまうのでNG。1分間に40〜80回程度が理想的）

②おろす（大根やかぶ、にんじん、セロリ、きゅうり、玉ねぎ、しょうが、わさび、にんにくなど）おろすことで、ざくざくと切って食べるのに比べて酵素量が一気に増える。

③よくかむ（唾液と混ざり合い、アミラーゼという消化酵素が出る）

一番のおすすめは、手軽に大量に摂れるということで、①ですが、低速圧搾ジューサーが手に入らない人もいるでしょう。その場合は②や③でもかまいません。そして素材としておすすめなのは、何度もご紹介していますが、

・果物（バナナやパイナップル、パパイヤなど、南方系は極めて酵素が多い）
・生野菜

です。生野菜は、サラダにしても、ざくざく切って食べてもかまいません。

とにかく、「生」「生」「生」です。酵素が壊れるので絶対に加熱してはいけません。

このほか、

・ピクルス　・漬け物（キムチも含む）
・納豆　・生みそ　・甘酒

などの発酵食品は、優秀な酵素の補給食品です。これらの「酵素たっぷり食材」を毎日の食卓に必ず1品はのせましょう。

効率的な方法で、たっぷりの酵素を摂ろう

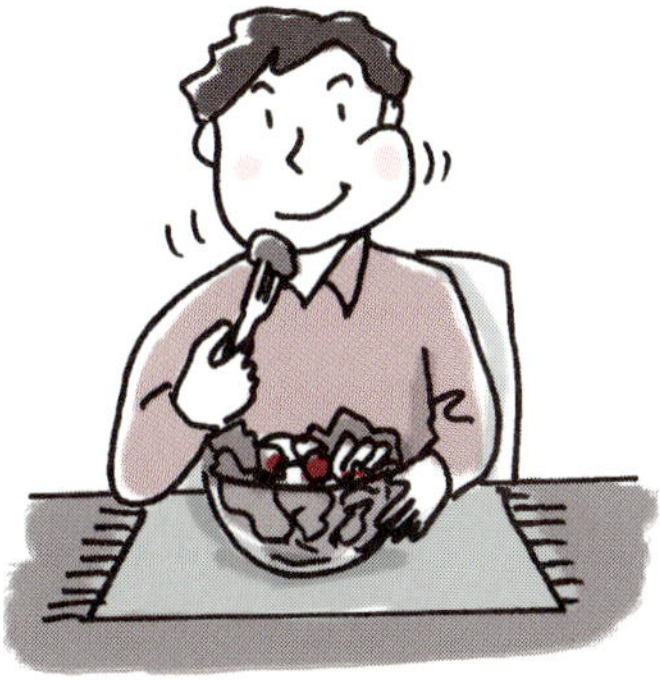

COLUMN

「食べたあとに眠くなった」なら、酵素不足のサイン

お昼を食べたあとなどに、眠くなってしまう人はいませんか？　それは体が酵素不足になり、休息を求めているせい。炭水化物やたんぱく質、脂質の多い食事をしていると、消化に大量の酵素が必要になります。けれど、体内の酵素が消化に多く使われてしまうと、代謝に使える酵素が少なくなり、体の活動が弱まって、つまりは眠くなってしまうのです。

もしも食べてから眠くなってしまったのなら、それは食べすぎであり、酵素不足のサインです。次の食事は生野菜や果物をたっぷりとどうぞ。いつも眠くなるという人は、万年食べすぎであり、酵素不足なのです。自分の食生活をもう一度見直してみましょう。

よい食事とは本来、食べたあとに気持ちも体もしゃっきりし、エネルギーにあふれるもののはず。自分の適量を意識しつつ、食事をしてみてください。

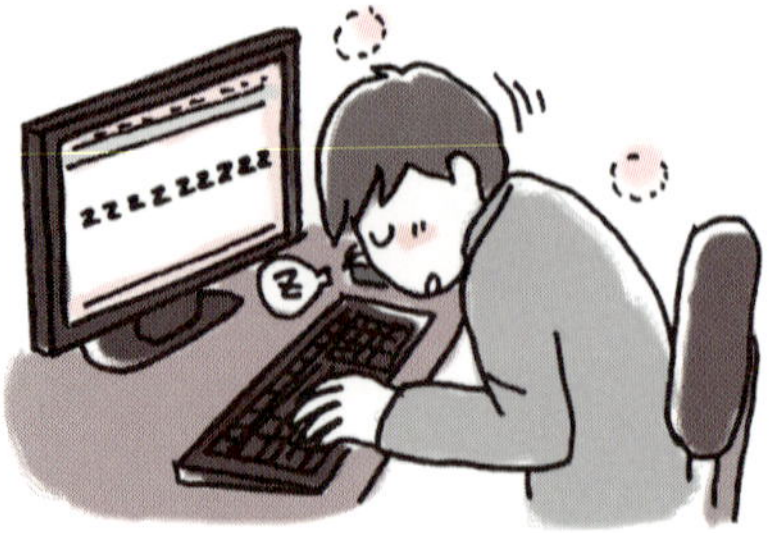

免疫力を高めてくれる酵素ですが、
知らないうちに無駄遣いをしているかも⁉
効率よく酵素を取り込むために
「やってはいけない！」ことも
知っておかなくてはなりません。

第三章　NG！　こんな生活が酵素不足を招く

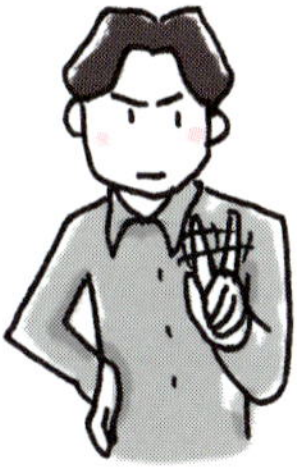

「腹八分目」でも多すぎる。「腹六分目」で十分

よく、「腹八分目は医者いらず」といいますね。実はこの言葉には続きがあります。「腹八分目は医者いらず、腹六分目は老い知らず」。腹六分目、つまり、少食にすることが健康で長生きの秘訣だというのです。

少食でいると、消化酵素の無駄遣いを防ぐことができ、代謝に酵素を回せます。実際、前出のハウエル博士の実験によると、ミジンコ、ハエ、ネズミ、マスなどの虫や小動物、魚などの寿命はえさの量によって違うという結果が出ました。えさの量を制限せずに与えた場合と、腹六分目程度に制限した場合では、前者に比べ、後者の寿命は2倍になったというのです。

虫や動物たちも、無制限に食べ物を与えられ、酵素を使いすぎると、寿命が短くなるということ。人間も同じです。

また、免疫力を高めるには、腸が大切であると、これまで何度もお話ししてきました。腸には8割もの免疫が集中しており、腸の状態が悪くなると、免疫力が低下してさまざまな病気や不調がやってきます。

健康や若さのカギをにぎるのは腸です。腸を老化させないことこそが、元気で長生きする秘訣なのです。腸を老化させないためには、腸を働かせすぎず、腸内環境を整えることができる食べ方——つまり「少食」が重要なのです。

腹六分目で腸と酵素を大切にしてこそ、健康で長生きできる

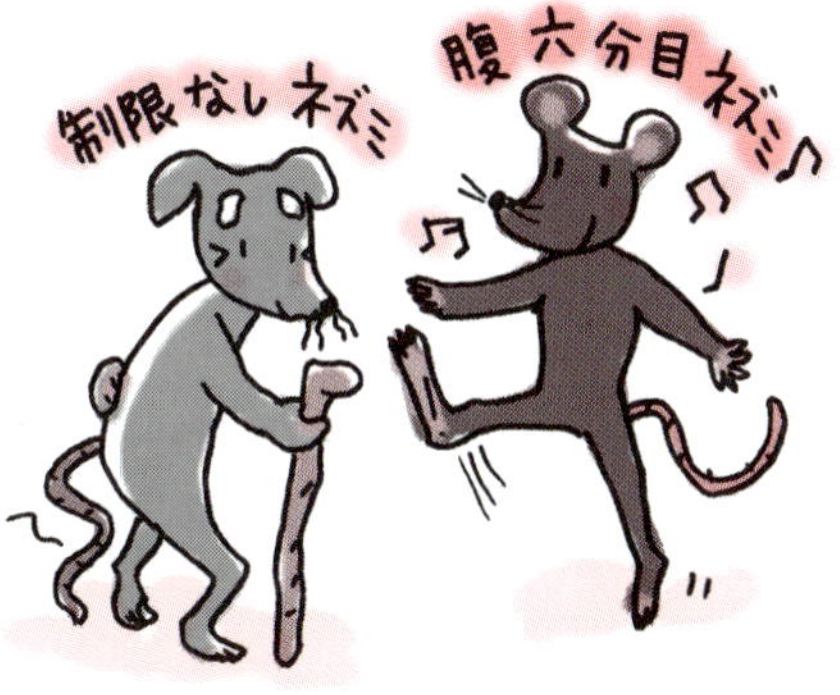

過食、「食即寝」、夜食は、酵素の大量無駄遣い

「今日は食べすぎた（あるいは飲みすぎた）なぁ」

「ご飯を食べたらすぐ眠くなったから、寝ちゃおう」

「夜だけど、小腹がすいたから食べちゃえ」

こんな生活に心当たりはありませんか？　どれも消化の悪い生活習慣で、酵素栄養学的には最悪のことばかり。消化のよし悪しは免疫力を左右する最大のポイントです。

先ほどもお伝えしましたが、過食すると、胃や腸の消化酵素が総動員されても追いつかず、消化酵素は不足します。そのため、本来は代謝用だった酵素が消化に回され、代謝がおろそかに。すると臓器機能が悪化し、いろいろな不調や病気にみまわれます。

「食即寝」、つまり食べてすぐ寝ることも、問題です。胃の中にあるペプシンやアミラーゼという消化酵素は、睡眠中は働かないからです。すると胃に入った食物はよく消化されないままなので、胃内腐敗の大もとに。その結果、胃壁を傷めつける細菌であるピロリ菌などが胃で増殖し、胃潰瘍《いかいよう》や、ひどいときには胃がんの原因にすらなってしまいます。

また、ご飯を食べてすぐ眠くなったのならそれは酵素不足が原因。体が、より酵素を必要としているサインです。

そして夜食ももちろんNG！　78ページの項でもお伝えしましたが、人の生理リズムでは午後8時から午前4時までは代謝活動の時間。代謝モードの時間帯は、消化にパワーが注げず、遅い時間に焼肉や中華料理など脂っぽいものを食べようものなら腸内腐敗は免れません。どうかこんな食生活にはピリオドを。

食事を意識して変えないと、ますます免疫力は低下する

3大栄養素は摂りすぎ、禁止！

ここで栄養素を消化という点から考えてみましょう。まず、9大栄養素のうち、ビタミンやミネラル、ファイトケミカルはどれも、とても小さく、分解作業しなくても消化吸収できます。食物繊維はそもそも吸収されることなく、体内の不要な物質を排泄するのに使われるので、分解作業は不要です。

ところが、問題は3大栄養素です。炭水化物にたんぱく質、そして脂質。これらは体を維持するのに大切な栄養素とされていますが、実は消化にとても酵素を使います。炭水化物はブドウ糖、たんぱく質はアミノ酸、脂肪は脂肪酸など、最小単位になるまで分解されなければしっかり吸収されず、栄養素として体に取り込むことができません。

実際、3大栄養素は多くの症状を引き起こすことがわかっています。

●炭水化物の消化不良↓酸化して腸内で異常発酵を起こす。おならや膨満感《ぼうまんかん》が増え、ブドウ糖がスムーズにエネルギーに変換できず、アルツハイマーなど脳の問題や、血糖値の異常などが見られる。

●脂質の消化不良↓腸内で酸敗《さんぱい》（脂肪が酸化し、腐敗する）を起こす。脂肪の消化が悪いと脂溶性《しようせい》ビタミン（A、D、E、K）が正常に働かず、ビタミン不足に。また、コレステロールの悪玉化により、ホルモン生産がうまくいかなくなって免疫力が低下し、脂質異常症なども見られる。

●たんぱく質の消化不良↓腸内で酸化し、腐敗する。腎臓や肝臓に過度の負担がかかり、痛風や骨粗しょう症、血液のドロドロ化、免疫力低下、関節痛、腰痛、発疹などが起こる。

どれも体に大切な栄養素ですが、摂りすぎはいけません。

3大栄養素であっても、食べすぎは酵素を無駄遣いし、健康に悪影響が

摂りたい油と摂ってはいけない油

油には「体に悪い」「太る」というイメージがつきまといます。もちろん脂肪の摂りすぎは太る大もと。消化にも時間がかかり、酵素を浪費します。消化しきれなかった分は腸内で腐敗し、腸内環境を悪化させて免疫力の低下につながります。

でも、悪いばかりではありません。細胞膜の70%、脳の60%は脂肪です。ですから、脂肪がないと細胞は存在できず、脳も機能しません。体温を維持し、ホルモンの原料になり、ビタミン（A、D、E、Kなど）の体内での搬送と吸収を助けたりもします。さらには全身の機能（目や耳、鼻の反射、肺の気管支の収縮や拡張など）を左右するエイコサノイドという局所ホルモンを分泌するのも脂肪です。

だから油カットばかりを気にすることはありません。ただ、食事から摂った油は、そのまま細胞膜になったり、脂肪細胞になったりしますので、その油の質（脂肪酸）が健康に大きく影響することを知っておいてください。

まず、体によくない油は、①トランス型脂肪酸　②酸化した油脂　③過剰なリノール酸油です。

①トランス型脂肪酸

トランス型脂肪酸はマーガリンやショートニングの原料です。人間の体内で代謝されない人工的な食品ですが、だからこそ日持ちがします。しかし体の細胞の細胞膜の中に入り込み、細胞膜や細胞の働きを狂わせ、ビタミンなどの栄養物質を食い荒らす悪玉脂肪です。プラスチックやセルロイドなど、化学製品を溶かしたような毒性に近い油ともいえ、海外では使用が禁止されている国も数多くあります。

②酸化した油脂

油脂は長時間空気と接触したり、高温で加熱されたりすると酸化が進みます。

酸化した油を摂ると、血中にＬＤＬコレステロールが酸化した過酸化脂質（老化の原因である活性酸素の一種）が発生し、動脈硬化の原因となります。また、過酸化脂質が過剰に働くと、活性酸素を作り出します。

揚げたり、炒めたりして時間の経った料理は酸化していますし、作り置きされた揚げ物、ポテトチップスなど油で揚げたスナック菓子も酸化しています。

③過剰なリノール酸油

以前は「植物性の油はヘルシー」などといわれていましたが、それは間違い。植物性油に多く含まれるリノール酸の過剰摂取が近年、問題になっています。アレルギーやがん、心臓、免疫などに関わる病気に影響を及ぼすことが明らかになってきているのです。マーガリンやドレッシング、マヨネーズやスナック菓子の原料ともなっているほか、大豆や小麦、米などの穀物にも多く含まれており、私たちは気づかないうちに大量のリノール酸を摂っています。

一方、体によいのは、①α-リノレン酸油　②ＥＰＡ・ＤＨＡ　③オレイン酸油で、中でも特によいのは①と②です。それら質のよい脂肪を含む食品には、

・天然の青魚（DHAやEPAなど血液をサラサラにする不飽和脂肪酸が多い）
・亜麻仁油《あまにゆ》、エゴマ油、シソ油（α-リノレン酸が豊富）
・アーモンド、クルミ、ピスタチオなどのナッツ類（α-リノレン酸、オレイン酸など、体によい油が多い）

などがあります。

先ほど、「③過剰なリノール酸油」が体によくないといいましたが、その対策が、リノール酸油と同量か、それ以上にα-リノレン酸油を摂ることなので、①を積極的に摂りましょう。ただし、体によい油でも加熱するとすぐに酸化します。サラダのドレッシングなどに加えて摂るのがおすすめです。

ちなみに加熱しても酸化しにくいのは、質のよい菜種油《なたねゆ》やグレープシード油、玄米油、新ベニバナ油、ゴマ油などです。上手に使い分けてください。

油はすべてが悪いわけではないが、その性質を知るのが大事

免疫力が下がる！「食べてはいけない」もの

さらにNG食材を紹介しましょう。どれも体の中で腐敗し、酵素を大量浪費してしまうものばかり。必ずといっていいほど、免疫力の低下につながります。もしも、よく口にしているものがあったら、その部分を熟読することをおすすめします。

1・砂糖

白砂糖の成分であるショ糖は、ブドウ糖と果糖がくっついてできています。この2つは単独でなら体にとって質のいい栄養素となりますが、くっついていると消化酵素が働きかけてもなかなか切り離せません。そのため、消化酵素を大量に浪費し、その挙げ句、消化不良のまま終わってしまうことも多いのです。

消化されずに血液中に入り込んだショ糖は、ウイルスや悪玉菌のえさになります。胃の中に残ったショ糖はピロリ菌を増殖させ、小腸内では悪玉菌のえさとなり、大腸では菌のバランスを崩し、悪玉菌優位の状態とします。

体を守る白血球が悪玉菌を退治にかかりますが、その白血球からは活性酸素が武器として出現し、臓器はダメージを受けてさまざまな病気を引き起こすのです。ほかにも砂糖の怖い害は126ページからでも紹介しているので、甘いお菓子が大好きな人はぜひ読んでみてください。

2・肉や魚などの動物性たんぱく質

「疲れているときには、焼き肉！」などとよくいわれますが、これは酵素栄養学でいくと、無茶苦茶な理論。疲れているときこそ、酵素です。疲れているときに消化に負担のかかる加熱食や高たんぱく質、高脂質な食べ物を食べていては胃腸が休まることなく、酵素の無駄遣いになって回復が遅れます。

動物性たんぱく質はほかの食品に比べて消化するのに多量のエネルギー、そして酵素が必要となります。消化しきれなかった分は腸内に残り、腐敗して腸内の悪玉菌を増殖させ、先ほどの砂糖と同じ末路をたどることに。

腸管には全身の8割もの免疫が集中しているのですから、悪玉菌が増えるとその働きは当然悪くなり、免疫力も低下してしまいます。また、消化不良のたんぱく質のかけらである窒素残留物が血液中に入り、血液をドロドロにしてしまうのです。

肉だけでなく、魚や卵、乳製品も動物性たんぱく質です。どうか食べすぎにはご注意を。

3・食品添加物

私たちが1年にどのくらい食品添加物を口にしているか、知っていますか？実は日本人は4kgとも8kgともいわれるほどの大量の食品添加物を摂取しているのだそうです。その中には国の基準でOKとされていても、実は発がん性が指摘されているものも多くあります。

ハムやソーセージ、ベーコンなどに含まれている亜硝酸ナトリウム（発色剤）やリン酸塩（結着剤）、練り物やくん製などに含まれているソルビン酸K（カリウム・合成保存料）、インスタントラーメンなどに含まれているBHA（酸化防止剤)、お菓子や清涼飲料水などに含まれている食用赤色2号(合成着色料)など、挙げ出したらきりがありません。

食品添加物ががんに結びつく危険性はしばしば指摘されています。これらの食品添加物は、酵素の働きを阻害したり、酵素の浪費につながるのはもちろんのこと、酵素自体を変性させてかえって発がん性を高めたり、補酵素としてのミネラルなどの吸収を阻害するなどという、数多くの報告があるのです。

何気なく口にしている人もいると思いますが、これからは食品を買うとき、何が含まれているのか成分表示をチェックしてみるといいでしょう。

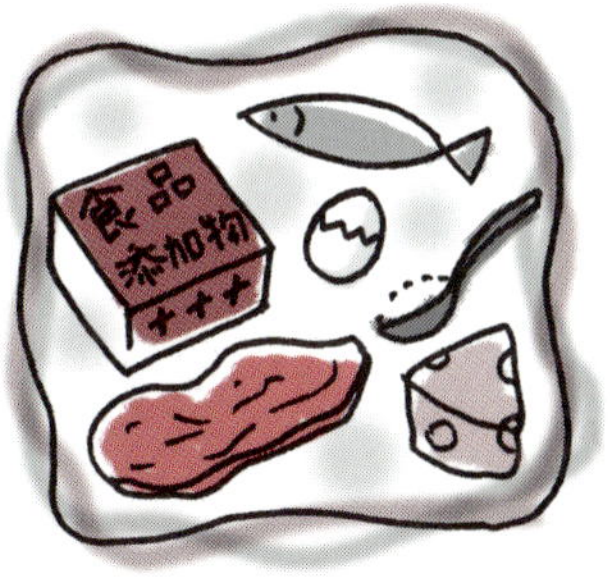

酵素の大量無駄遣いを防ぐため、食生活の再点検を

酵素を阻害し、免疫力を低下させる西洋薬

私たちはどこか調子が悪かったり、病気になったりすると、薬を飲みます。でも、体にいいと思って飲んでいる薬の中には、酵素の働きを阻害しているものもあるため、注意しなくてはなりません。

「西洋薬」には酵素の働きを悪くする「酵素阻害」の原理を応用して作られているものが多くあります。たとえばペニシリン。この薬は活性酸素（悪玉）のある部位を閉じ込めたり、死なせたり、増殖を防いだりすることで病状を回復させていきます。けれど、酵素が阻害されているということは、体内の酵素をも衰弱させることを意味しています。

抗生物質などもそうです。細菌の膜の酵素を阻害することで細菌を死滅させますが、細菌の中でも悪玉菌だけを殺してくれるならいいのです。ところが、

少なからず善玉菌をも殺してしまいます。そのため、特定の病状を改善するにはプラスでも、長期にわたって服用していれば、体にはマイナスの作用を及ぼします。

また、酵素阻害剤を利用していなくても、西洋薬は人工的な構造式でできているため、人体には「異物」となってしまいます。効果のある薬＝強い薬は、ほとんどが強い酵素抑制剤となりうるのです。

実際、ある新聞記事によると「1993〜2001年にワシントン州西部地区で行われた住民健診のデータを調べ、乳がんになった2266人と、そうでない7953人を比較検討したところ、抗生物質をまったく使用していない女性に比べ、1〜50日使っている女性が乳がんになる危険度は1・45倍であった。50〜100日だと2・14倍。抗生物質を使用するほど、乳がんが増える理由は、腸管免疫の低下によると考えられる」ともいわれています。

さらに多くの人が気軽に使っているであろう鎮痛剤。頭痛や歯痛、生理痛などで使用されがちですが、これも長期間服用し続けると、胃潰瘍になったり、ひどい胃炎や胃痛に悩まされることもしばしばです。手足が冷えて代謝が落ち、免疫力低下にすらつながるのです。

このほか、胃薬も注意が必要な薬の1つです。食べすぎたり飲みすぎたりすると、誰でも消化不良を起こします。そんなとき、胃薬に頼ることもあるでしょう。けれど、胃薬を飲み続けていると、さらに胃は悪くなります。

基本的に消化は消化酵素とビタミンやミネラル、消化液（胃酸）などによって行われます。消化酵素が十分で、消化液の働きがよければ、消化不良にはなりません。けれど、酵素が不足した食生活を続け、胃酸が不足してくると、消化不良になってしまいます。

胃薬のCMを見ていると、「胃酸過多」が消化不良や胃の不調の原因と思えてしまいますが、実は逆で、「胃酸過少」、あるいは「胃酸ゼロ」の状態が続いたからこそ、胃の中に腐敗菌が増殖し、反射的に「胃酸過多」になっているだけなのです。

胃酸過少の原因ですが、①胃薬（制酸剤タイプのもの）の常用、②過食、③

食べてすぐ寝る、あるいは夜食などのライフスタイル、④過度のストレスなどが考えられます。

中でも胃薬の常用は悪循環の一番の原因です。市販されている胃薬も、ほとんどが胃の働きをストップさせるためのもの。これでは胃酸の分泌はますます少なくなり、また胃薬を、という悪循環を招きかねません。

消化不良を改善する方法は、やはり酵素たっぷりの食事です。また大根おろしやりんごのすりおろしもおすすめ。消化力が落ちているときは、半断食などで消化器官を休ませてあげるのもいいでしょう。

すぐ薬に頼るのではなく、本質的な食の改善に取り組んで

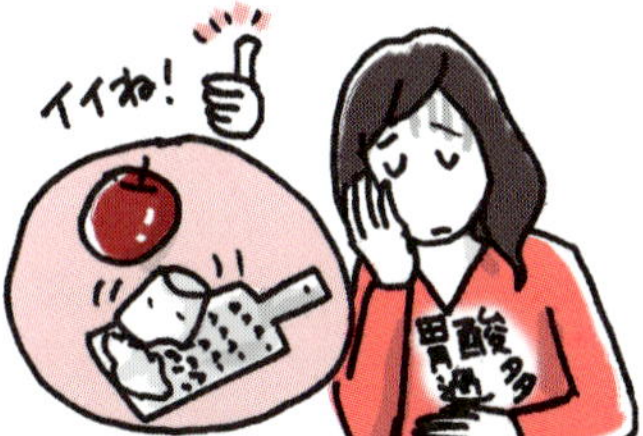

種は食べない。玄米も種。炊き方にはご注意を

驚かれるかもしれませんが、種はとても危険な食べ物です。それはどんな種も強力な酵素抑制物質（ABA・アブシジン酸）を含んでいるから。酵素抑制物質は体内に入ると酵素を奪ってしまうという特性があるのです。

植物の種は、胚乳の栄養をエネルギーに換えるため、多くの酵素を含んでいて、栄養満点です。しかし、発芽にふさわしい場所に落ちる前に酵素が働き出しては困ります。そのため種は酵素の作用を抑える、酵素抑制物質を持っているのです。「芽を出してもいい」、つまり水が十分にあって大きくなれる環境とわかってからでないと、「自分を食べるな！」といわんばかりに酵素抑制物質を出します。これが人体には非常に毒なのです。果物の種も食べてはいけません（キウイやイチゴなどの種はＯＫ）。酵素抑制物質は、12～24時間浸水させ

ることで水中に消えてなくなりますから、種や小豆、大豆などの豆を食べるときは、12時間以上、水につけてから調理しましょう。

ちなみに野生のリスには、ある習性があります。見つけた種をすぐには食べません。一度、土に埋めてから、後日、掘り出して食べます。これは土壌の湿気で酵素を活性化させ、有毒な抑制物質を取り除くためといいます。

さて、健康を考えて「玄米」を選ぶ人は多いことでしょう。けれど玄米も案外、やっかいなのです。玄米も種だからです。縄文時代の1万2千年、その後の弥生時代2300年、通して1万5千年もの長い間、現在では有名な2つの食べ物と飲み物が日本では口にされていませんでした。1つは牛乳、そしてもう1つが玄米です。

玄米の一番の問題は、先ほどの酵素抑制物質です。でもそれだけではありません。炊く道具にも注意しなくてはならないのです。「玄米は圧力鍋だともっちり炊ける」とよくいいます。ところが圧力をかけて炊くと、玄米からアクリルアミド（発がん性物質）が出て、これまた体によくありません。アクリルアミドは発がん性第2位の毒物として知られています。

さらに実は、玄米は意外と栄養が偏《かたよ》っています。ビタミンA、C、D、K、B12はなく、カルシウムと鉄も少ない。繊維は含んでいるものの、せいぜい3%。ちなみに8分づきの玄米なら、酵素抑制物質が95%ほどはなくなっていますが、つく時点で酸化し、栄養も減るので、あまり意味がないかもしれません。

それでも「玄米を食べる」のなら、12時間以上水につけたあとの芽が出る直前（前発芽状態）がおすすめ。その状態なら、アミノ酸の一種・GABAも活性化しています。そして栄養を補うため、昆布や干ししいたけ、ごぼうやさつまいもなどのほか、ひえ、あわ、きび、アマランサ

アクリルアミドは、こんなものにも多く含まれています。ご注意を！

●アクリルアミド検出量

ポテトチップス	3544～467
かりんとう	1895～84
フライドポテト	784～512
ほうじ茶	567～519
ポップコーン	535～117
ビスケットなど	302～53
コーヒー	231～151
フライの衣	53～検出せず
緑茶、パン、卵焼き	30未満

※単位は1kgあたり、マイクログラム・国立医薬品食品衛生研究所

スなどの雑穀や、生ゴマ（洗いゴマ）、干しひじき、切り干し大根、粉かんてん、梅干しなどを入れて炊きましょう。ちなみに、水につけた食材は酸化が始まるので、梅干しは必須。梅干しを入れておくと、12時間以上経っても食材の酸化は防げます。始めから玄米と一緒に水につけ、そのまま炊いてください。もちろん、圧力鍋ではなく、土鍋でコトコトと炊きます。

それらの手間などを考えると、玄米よりも白米がいいように思います。ただ、かつては白米だけを食べて脚気《かっけ》になった例は非常に多いそうです。平安時代の下ぶくれのおかめ美人の顔も、実は「脚気の顔」。庶民はひえやあわ、麦などの雑穀を食べていたので脚気になりませんでしたが、貴族は贅沢な白米を食べて、かえって脚気になっていたというわけです。

そこで主食には、雑穀や前述のような食材を加えた白米をおすすめします。

玄米を食べるなら、十分に手間をかけて。すぐに圧力鍋で炊いてはダメ

激しい運動は免疫力を高めるか

生物の寿命は潜在酵素の消耗度に比例すると、ハウエル博士はいいます。最近では、激しい運動を続けたスポーツマンは意外に病気が多く、短命で終わるケースも多いことがわかっています。適度に体を動かせばリラックスホルモンが出てストレス解消になりますが、体を極限まで追い込むようなスポーツは、猛烈なストレスホルモンが分泌され、大量の活性酸素が発生してしまいます。

ハウエル博士は、トロント大学で行われた実験を紹介しています。いくつか水温を変え、ミジンコを飼ってみたところ、水温が最も低い8度のビーカーにいたミジンコは108日生きましたが、温度が上がるにつれ、生存日数が減っていき、28度という一番高い水温のミジンコは26日だったというのです。

ミジンコは体が透明で、心臓の動きを観察するのに適しています。8度のミジンコの心臓の心拍数は1秒間に2回でしたが、28度のミジンコは7回もの拍動があったのだそうです。また、冷たい水のミジンコはほとんど動かなかったのに、温かい水のミジンコはビーカーの中を元気に泳ぎ続けていたとのこと。

つまり、温かい水のミジンコは多くエネルギーを消費し、代謝酵素をたくさん使ったのです。過度な運動はかえって免疫力を下げ、寿命を縮めるというわけです。ちなみに人間の場合、体内は一定の温度にコントロールされているので、ミジンコとは違い、寒い場所に住むから長生きということではありません。

「一生懸命に活動すればするほど、酵素は使われる。酵素の短期的な消耗を防ぐには、食物酵素を外から補うしかない」とはハウエル博士の言葉です。

そう、食べ物に含まれている食物酵素こそ、潜在酵素の消耗を防ぎ、体の老化をストップさせ、免疫力を高めてくれる原動力なのです。

何ごとも過ぎたるは及ばざるがごとし。運動のしすぎは酵素の無駄遣いにつながる

COLUMN

免疫力を低下させる食生活とライフスタイル番付

免疫力を低下させてしまう食生活とライフスタイルの番付をまとめてみました。よくないことの中にも、「まだましなこと」と、「本当に絶対ダメ！」なことがあるので参考に。

ちなみに「毒性重金属摂取」とは、知らないうちに摂取している農薬の残留物や魚などから、「水道水の飲用」は、水道水には塩素とトリハロメタンなどが入っているから、「硝酸態窒素」とは動物性たい肥や農薬などに含まれている硝酸性の窒素が問題のため、番付に並んでいます。

東		西
たばこ	横綱	ショ糖（砂糖）の過食
高たんぱく食生活	大関	（ある種の）西洋化学薬剤の過剰服用
トランス型脂肪酸	関脇	加熱食オンリー
高脂肪食生活	小結	低（無）繊維食
酸化した油脂	前頭1	過食
毒性重金属摂取	前頭2	電磁波の被ばく
夜食	前頭3	極端な偏食（栄養不足）
アルコールの過剰摂取	前頭4	硝酸態窒素
リノール酸過多食	前頭5	残留農薬汚染食材
肥満	前頭6	強いストレス
食べてすぐ寝る	前頭7	電子レンジの多用
水道水の飲用	前頭8	毒性添加物過食
運動不足と日に当たらない生活	前頭9	塩分過多食

第四章　酵素が女性の体を美しくする

女性にとっても酵素は大きなパワーを秘めています。
ダイエットしかり、美容しかり、
アンチエイジングしかり。
酵素をうまく取り入れて
いつまでもスリムで美しく。
あなたも今日から酵素生活をスタートです！

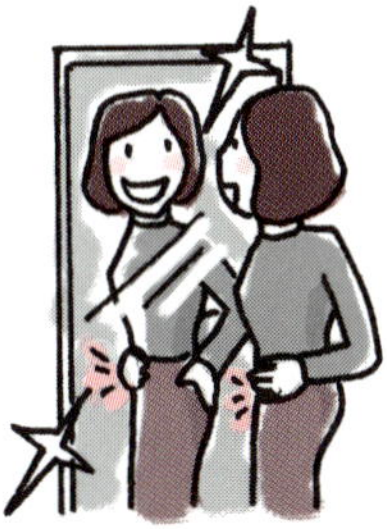

きれいになりたいなら、この常識はいらない

「いろいろなダイエット法を試しているけれどやせない」「いつも元気でいたいのに、不調続き」という人に、ぜひとも知ってほしいことがあります。間違った食やダイエットの常識に振り回され、それを信じて実行しても結局はうまくいかないことがあまりに多いからです。

ここに紹介しているものは、どれも酵素栄養学的に「間違った常識」ばかり。正しい知識を身につけて、きれいで健康に生きていきましょう。

その1 NG 朝食はしっかり食べる

人間本来の生理リズムからすると、朝は排泄《はいせつ》の時間です。食欲がなくて当たり前。無理して食べることはありません。朝から加熱食を摂ると、消化不良を

起こします。消化酵素の無駄遣いは、そろそろやめましょう。食べるのなら、生野菜や果物など、酵素食を少しだけで十分です。

その2 NG 生野菜は体を冷やす

この「生野菜は体を冷やす」という「常識」にとらわれ、長年、「野菜はすべて温野菜」で食べていた女性も多いはずです。確かに私たちの体は、温かいものを食べると温かくなり、冷たいものを摂ると、冷えます。けれど、それは一時的なもの。そのときは冷たいと感じるでしょうが、しばらくすると酵素が働き出し、末梢《まっしょう》の毛細血管まで血液がスムーズに流れるようになります。生野菜や果物を食べることで、冷え症が改善したという報告は数多くあります。生野菜が体を冷やしていたのではなく、酵素不足で体が冷えていたのです。

その3 NG 果物は太る

「果物には糖分が多いので太る」などという思い込みもなくしてください。果物の甘さの素は果糖やブドウ糖ですが、これらは消化がよく、すぐにエネルギーに換わってくれる優秀な糖分です。果物自体も消化がよく、体内酵素を無駄遣いすることなく、胃腸に負担をかけることもありません。

果物の80~98％は良質な水分で、ミネラルやビタミン、抗酸化物質であるファイトケミカル、さらには繊維質も豊富。毎日、食べることで免疫力は確実にアップします。果物の中でもバナナやパイナップル、りんご、メロン、キウイ、オレンジ、いちじく、パパイヤはたんぱく質分解酵素を多く含み、ダイエットにも最適です。

実はカロリーも低く、果物で太ることはありません（136ページ参照）。

その4 NG カロリー制限すればやせる

この勘違いに惑わされている人の、なんと多いことでしょう。124ページから詳しく紹介していますが、食べる量を少なくしてカロリー制限すればやせるわけではないのです。問題は脂質の量。悪質な油を口にしていれば、毎食、カロリーの計算をしても意味がありません。残念ながらやせられないのです。

その5 NG 油は太るから摂らない

ダイエットの敵となりがちな油ですが、すべてがいけないわけではありません。本当は体にとって必要なもの。繊維で固まった便をスムーズに移動させて排出したり、便のかさを増やす役割を担います。また、そもそも細胞膜や脳を構成している成分の一部。人は油なくしては生きてはいけないのです。

ただし摂っていい油と悪質な油があります。100ページからを参考に、悪質な油は絶対に避けてください。

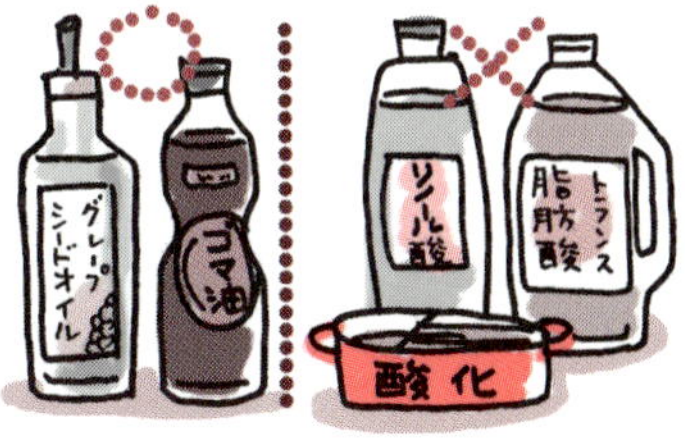

自分の中の「常識」を見直し、健康で美しくいるための正しい知識を

カロリー制限だけしても、やせません

ダイエットするには食べるもののカロリー計算を行うべきであり、「食べすぎ＝太る」というのは常識です。けれど、本当にカロリー摂取量を減らしさえすれば、やせるのでしょうか？

ここに興味深いデータがあります。1988年、アメリカのスタンフォード大学の研究チームは、155人の男性の食事と体重の調査をしました。その結果、体重・体脂肪率と、脂肪摂取量に相関関係が見られたのです。脂肪を多く摂っている人ほど、脂肪太りでした。けれど、カロリー摂取量と体脂肪率には関係性が認められなかったというのです。

それから10年後の1998年、アメリカのハーバード大学を中心とした研究チームも、同じように「食事のカロリー摂取量と体脂肪率にはほとんど関係はないが、脂肪摂取量と肥満度には、はっきりとした関係性が見られた」という報告をしています。

つまり、カロリー制限だけではダメで、脂肪量を制限しなくてはダイエットの意味がないということです。でも、なぜ脂肪摂取量のほうが、カロリー摂取量よりも体脂肪率に影響があるのでしょう。

それは、代謝効率がポイント。脂肪（脂質）と炭水化物・たんぱく質では、代謝効率が違います。脂肪は手間なく体に蓄積できるので、食べた分とほぼ変わりなく体に取り込まれますが、炭水化物は代謝にエネルギーを要するため、体に取り込む量は少なくなります。だから同じカロリーを摂っても、炭水化物・たんぱく質より脂肪のほうが太りやすいのです（とはいえ、炭水化物やたんぱく質も食べすぎは酵素の無駄遣いともなり、禁物です）。

真剣にカロリー計算をするよりも、脂肪の摂取量を減らすことを考えて

脂肪と砂糖を同時に摂ると、より太る

「甘いものが好きな人は太りやすい」といわれています。けれど、甘いものだけが好きで脂肪を多く摂らない人は、案外太っていない場合が多いと思いませんか？　むしろ、やせている人すらいます。

ここでも、またおもしろい実験結果があります。ミシガン大学のアダム・ドレウノスキー助教授は、牛乳、クリーム、砂糖の量を少しずつ変えて配合し、甘さと脂肪の混ざり具合の違う、20種類の飲み物を作りました。そしてこれらを飲んだ場合の体脂肪率の変化を調査したのです。体重40kgというスリムな人から100kg近くの超肥満体の人まで、いろいろな体型の女性に飲ませ、一番好きな味を選んでもらいました。

すると、太っている人が選んだのは砂糖よりも脂肪の量が多い飲み物で、や

せている人が選んだのは甘みが多いものでした。つまり、甘さ（砂糖）よりも脂肪が肥満の問題だったということがわかります。

では、なぜ砂糖と脂肪（脂質）の組み合わせが肥満の原因となるのでしょう。簡単にいうと、砂糖（ショ糖）が体内に入ると、インスリンというホルモンが過剰に分泌されます。インスリンはエネルギーを生み出す反面、ブドウ糖を脂肪に変換し、脂肪を合成する働きもあります。一緒に体内に入った脂肪は、インスリンの働きによって燃焼されず、脂肪として蓄積されてしまうのです。

だから2つが組み合わさることで、肥満街道をまっしぐら。砂糖＋脂肪食品、つまり市販のお菓子には添加物も多く、酵素の働きを邪魔する場合がほとんどです（106ページから参照）。砂糖（ショ糖）は分解も大変で、酵素の浪費につながることもすでにお話ししています。くれぐれも、お菓子は控えめに。

お菓子は大敵。甘いものが食べたいときには、甘みのある果物を

酵素で代謝を高めれば健康的にダイエットできる

ところで、酵素はダイエットにどのような影響を与えるのでしょう。

健康的にやせ、その「きれい」をキープすることこそ、ダイエットの最終目的地点。そのためには、単に体重を減らすのではなく、体についている余分な脂肪を減らす必要があります。

私たちの体にある脂肪は、体脂肪。皮下脂肪と内臓脂肪の2つに分かれますが、皮下脂肪は皮膚の下にある脂肪で、外見的にやせたり太ったりして見えるのはこの皮下脂肪の増減によります。

もう1つの内臓脂肪は、内臓のすきまや腹筋の内側などについた脂肪で、見た目にはわかりません。しかし、実はこれが健康に大きな影響を与えます。内臓脂肪は血管に入りやすい性質を持ち、脂質異常症、高血圧などの原因ともなり、生活習慣病を引き起こす大きな要因となるのです。

それらの脂肪を落とすには、「酵素」です。酵素を無駄遣いせず、たっぷり摂って代謝酵素に回せれば、確実に代謝は上がります。さらに適度な運動も行えば、代謝のよい体となり、脂肪は燃焼され、健康的にやせられるのです。

また、酵素がたっぷりあると、代謝が一段と活性化し、動脈硬化などによる血栓を作らせない「血栓溶解酵素」が産出されることもわかっています。いざというときには活性の強いプラスミンという酵素に変わり、血栓を溶かしてくれるのです。また、代謝が上がることで美肌効果なども期待できます。

健康的にやせたければ、そしてアンチエイジングを意識しているのなら、腸内環境を整えて酵素をたっぷり摂り、代謝を上げること。これこそが、真のダイエットの王道なのです。

酵素はダイエットを成功に導き、アンチエイジングにも一役買う

女性ホルモンと酵素の深い関係

　酵素不足は万病の元ですが、女性の悩みを引き起こすもう1つ重要な要因として、女性ホルモンであるエストロゲンの減少があります。エストロゲンの分泌は20～30代をピークに30代半ばごろから減少し、閉経直前の45歳ごろには急激に減少します。エストロゲンが分泌されすぎると、乳がんのリスクが高まりますが、減少するとエストロゲンの材料となるコレステロールをため込もうとして肥満になったり、更年期障害をもたらす結果に。ＰＭＳや生理痛、高コレステロール血症、動脈硬化、骨粗しょう症などの症状も発生します。

　エストロゲンの生成には、酵素、補酵素としてのビタミン、ミネラルが必要ですが、酵素不足だとエストロゲンが生成されず、代謝の低下や皮下脂肪の蓄積に拍車がかかります。また、悪質な油の過剰摂取により、エストロゲンの原料となる善玉コレステロールが減少します。

そこで、酵素を意識した食生活をするよう心がけたいもの。また、女性には生まれつき「糖質分解酵素」や「脂肪分解酵素」が不足している人が多いので、それらを特に多く含む、海藻やセロリ、アボカドなどがおすすめです。

また、大豆食品を取り入れてみてください。豆乳や豆腐、納豆などに含まれる大豆イソフラボンは、エストロゲンの急激な低下を抑えてくれます。ビタミンCと反応するとコラーゲンを作り出すので、果物も一緒にどうぞ。

そして揚げ物やお菓子を控えることも大切です。それらにはリノール酸が多く使われています。リノール酸はエストロゲンの材料となる善玉コレステロールの生成を阻害するので、避けたいところ。α-リノレン酸などの油（100ページから参照）はリノール酸の悪さを打ち消すので、併せて摂りましょう。

女性ホルモンを正常に分泌するにも、酵素は欠かせない

むくみ解消には、酵素や足裏マッサージ

むくみも女性特有の悩みです。特に生理前は、体が何でもため込もうとして、余計にむくみを感じがちです。

むくみは、新陳代謝が悪く、血がルロー状態（ドロドロの血）になっているのが原因です。血がドロドロなので、栄養が末梢《まっしょう》の細かい血管まで行き渡らず、血行が悪くなっているのです。老廃物も排出されず、代謝も悪くなり、それがまたむくみにつながるという悪循環を引き起こしている状態です。

もし、酵素たっぷりの食事を始めれば、そんなむくみも解消します。酵素が代謝を促し、サラサラ血液に戻っていくからです。

さらに、足裏マッサージもおすすめ。足裏はすべての臓器の集約場です。手の指や棒などで、足裏をぐりぐりと押したりもんだりすると、その部位（反射

区）に応じた臓器が活性化していきます。ちょっと痛いくらいのほうが効果的。1日10分程度も続けていれば、臓器の働きがぐんとよくなり、老廃物の排泄も促されます。172ページからの足湯や下半身浴のあとで行うと、より効果がアップするので、試してみてください。

また、ふくらはぎの筋肉をもみほぐしたり、たたいたりするのもいいでしょう。ふくらはぎは「第2の心臓」ともいわれるほど、血液循環にとって重要な部位。ここを刺激すると、血液が心臓に向かって、スムーズに戻るようになります。自分が気持ちよく感じるむくみ対策を続けてみましょう。

むくみは老廃物がたまった状態。酵素でサラサラ血液に

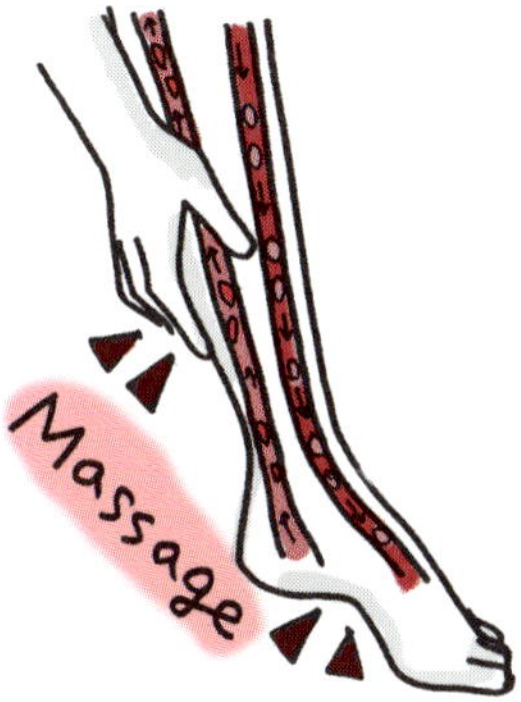

シミやシワの原因は砂糖や酸化した油だった

これまで何度も腸の大切さを語ってきました。腸には免疫の8割が集中していること、腸内が悪玉菌だらけになると免疫力が落ちるのはもちろん、腸内が腐敗し、発がん性物質や毒素のある有害物質を作り出すことなど、体にとっていいことは何もないということが、もうおわかりいただけたでしょう。

さらに、腸内環境の悪化は肌にとってもよくない影響を与えることをお伝えしなくてはなりません。腸の働きが弱り、便が腸内にとどまっていると（便秘）、繁殖した悪玉菌が有毒ガスを作り出し、腸から吸収されます。すると有毒ガスは血流にのって全身をくまなくめぐり、最後には、皮膚の汗腺から外に出ようとして皮膚に大きなダメージを与えてしまうのです。

また、肌の老化現象と考えられているシミやシワですが、その原因の多くは、日焼けによるメラニン色素のみならず、砂糖（ショ糖）や酸化した油、トランス型脂肪酸（100ページから参照）などの摂りすぎによって発生した活性酸素も問題だったのです。

砂糖（ショ糖）や酸化した油、トランス型脂肪酸などは大量の酵素を消化に費やしても消化しにくく、未消化のまま胃や腸にとどまりがち。体内酵素の浪費につながるうえ、それらはウイルスや真菌など悪玉菌のえさとなり、それを処理する白血球の残骸が、老化の原因となる活性酸素を作り出します。その活性酸素はやがてリポフスチンという老化色素に変化し、皮膚を茶色に変えてしまうのです。活性酸素は肌荒れやニキビなど、肌のトラブルの元ともなります。

美肌を手にしたいなら、高価なスキンケア商品を買いそろえるより、質のいい食事と酵素食、そして少食を実践してください。

腸の状態＝肌の状態。
腸を大切にすることが美肌につながる

COLUMN

果物は本当に太らない？

「果物は太らない」と説明しましたが、ここで実際にカロリーをチェックしてみましょう。甘みもあるのに、これだけの低カロリーの食べ物は、ほかにありません。

また、果物や野菜が中心という食事、大人はよくても、「成長期の子どもには肉も必要では？」と思う人、マウンテンゴリラを思い出してください。筋肉隆々、ガタイのいいゴリラですが、彼らの主食はナッツと果物。肉は食べないのです。それであの立派な体格であり、筋肉です。大丈夫。安心して果物と野菜中心の食事にしてください。

●おもな果物のカロリー

バナナ 129kcal（1本・150g）	アボカド 187kcal（1/2個）
りんご 135kcal（1個・250g）	いちご 7kcal（1粒・20g）
オレンジ 92kcal（1個・200g）	さくらんぼ 16kcal（5粒・30g）
グレープフルーツ114kcal（1個・300g）	ぶどう 59kcal（中1房・100g）
いよかん 79kcal（1個・290g）	もも 80kcal（1個・200g）
キウイ 53kcal（1個・100g）	すいか 111kcal（1／8個・300g）
パイナップル 45kcal（1/6個・100g）	なし 129kcal（1個・300g）
パパイヤ 69kcal（1/2個・280g）	いちじく 32kcal（1個・70g）
マンゴー 96kcal（小1個・230g）	みかん 45kcal（1個・100g）
メロン 52kcal（1/6個・170g）	柿 87kcal（1個・160g）

第五章　酵素たっぷり食で、元気になる！

酵素を上手に食事に取り入れる
さまざまな方法もお教えしましょう。
考えているより、ずっと簡単で
でも効果のあることばかり。
たとえば、朝の「酵素の生ジュース」。
明日からさっそく、始めてみませんか？

すりおろすことで
酵素量が2倍、3倍、それ以上に

生野菜や果物には酵素がたくさん含まれていますが、さらに効率的に体に取り入れる方法があります。それは、すりおろし。免疫力を上げるのに大いに役立ちます。「子どもがおなかを壊したり風邪をひいたりしたときには、りんごのすりおろしを与えろ」「胃の調子が悪いときは大根おろしを食べろ」などというおばあちゃんの知恵がありますが、あれは実に理にかなっているのです。

すりおろすことで細胞膜が壊れ、中に閉じ込められていた酵素が出て量が2倍にも3倍にも、さらにそれ以上にまで増えるからです。そのまま食べると細胞の外の酵素しか体内に吸収されず、細胞内の酵素はそのまま排出されがちですが、すりおろして細胞膜が壊されると細胞内にある酵素も活発に働くようになり、酵素量が倍増するというわけです。

また、食べたものがスムーズに消化されるため、体内の潜在酵素を消化のために無駄遣いすることもなく、便秘も解消します。なお、酵素は皮に多く含まれているので、できればよく洗ってから皮ごとすりおろすといいでしょう。中でも「すりおろし」におすすめなのは、大根です。大根はすりおろすことで酵素の働きが何十倍にもなることが、最近の研究からわかってきました。

さらに1992年、アメリカのジョンズ・ホプキンス医科大学のタラレ教授は「アブラナ科の野菜はがん予防に効果がある」と発表。大根を筆頭に、アブラナ科の野菜にはあらゆる病気を作り出す「活性酸素」を除去するのに有効なイソチオシアネートなどが多く含まれているというのです。

キャベツやかぶ、白菜、ブロッコリー、カリフラワー、クレソン、小松菜、水菜、チンゲン菜、菜の花、ラディッシュ、カイワレ大根、わさび、芽キャベツ、ルッコラなどもアブラナ科ですが、これらにはイソチオシアネートなど極めて強い抗酸化物質や抗がん誘導活性物質が含まれているため、免疫力を高めることができる素晴らしい食材です。ちなみにこれらはすりおろすことでいっそう働きがよくなるので、ぜひともすりおろして食べましょう。

ただ、大根おろしは辛くて苦手という人もいるでしょう。そんなときには発酵食品であるみそや酢（あれば黒酢）、しょうゆなどを合わせてみてください。食べやすくなるうえ、酵素量も増えて一石二鳥です。

このほか、しょうが、にんじん、きゅうり、れんこん、山いも、玉ねぎ、にんにくなどの野菜、りんごやなしなど、果物からもたっぷりの酵素が摂れます。ちなみにじゃがいもやさつまいも、キャベツのすりおろしも案外、いけます。

おろし器は金属製のものがいいでしょう。しっかりとおろせます。

なお、すりおろしたらすぐに食べることをお忘れなく。生のものはどんなものでも外気に触れた瞬間からどんどん酸化が進みます。コンビニなどで売られているカット野菜なども避けましょう。切り刻んだまま長時間、経っているため、酸化しているうえ、酵素もほとんど残っていません。

さらに残念なことに、現在は野菜の栄養価が一昔前に比べて何10倍も下がってしまいました。農薬の害も見逃すことができません。日本は農薬大国で、発がん性があるとされる農薬を大量に使い続けています。可能なら、信頼できる農法を行っている農家を見つけてそこの野菜や果物などを食べるのが一番のおすすめですが、それが無理なら、低農薬栽培された新鮮なものをなるべく手早く調理するのがいいでしょう。農薬や肥料に頼りすぎることなく作られた野菜や果物には、質のいい栄養素がたっぷりとつまっています。

今は放射能の影響を考えて、「生食」に抵抗を持つ人もいるかもしれません。でも、誤解を恐れずにいうと、放射能の害を心配して生のものを食べないこと、つまり酵素不足になるほうがよっぽど免疫力を低下させ、不調や病気を引き起こす結果につながります。産地を選ぶ必要もあるかもしれませんが、生食を恐れないでください。加熱食ばかりで酵素が足りなくなった瞬間、私たちの体は免疫力を失ってしまうのですから。

すりおろし食を毎日の食卓へ。酵素が倍増し、免疫力が格段にアップ

朝食やおなかがすいたときは、優秀食品である果物を

人類が出現したころ、今から600万年ほど昔より、「朝食には果物ばかり食べていた」という事実があります。果物には私たちの体を活性酸素から守ってくれる抗酸化力の強いビタミン、ミネラル、ファイトケミカルや、食物繊維が豊富です。しかも生きた酵素がたっぷり。消化がよく（胃の中の滞留時間は20分以内）、胃腸に負担をかけずに素早くエネルギー源となる果糖やブドウ糖、消化されやすいアミノ酸や質の高い脂肪などもバランスよく含んでいます。甘みもありますが、低カロリーのため、たくさん食べても太りません。ちなみに果物の果糖はインスリンを分泌させないため、糖尿病になる心配もなし。

さらに果物の70〜90％は良質な水分です。この水分が体内毒素の排泄《はいせつ》を促してくれることも、朝食に果物をおすすめしている理由の1つ。

特にパイナップルにはブロメライン、キウイにはアクチニジン、メロンにはククミシン、パパイヤにはパパイン&キモパパインという活性化した酵素が含まれており、積極的に食べたいものです。

ちなみに、ハワイアンステーキという、ステーキにパイナップルが載っている料理があったり、生ハムと一緒にメロンが出されたりもしますが、パイナップルやメロンはたんぱく質分解酵素を多く含んでいるため、肉の消化促進に実にいいのです。

果物はそのまま食べてももちろんいいのですが、生ジュース（150ページからを参照）にすると、さらに消化がよくなり、酵素量も大幅アップ。「果物はデザート」と考えている人も多いと思いますが、果物のメリットを知って、積極的に食事や食事の前に取り入れてください。

一緒に果物を食べれば、動物性たんぱく質の消化力はぐんと上がる

日本発・発酵食品で腸内環境を整え、免疫力を増強

昔の日本の食卓には、発酵食品が豊富でした。納豆やみそ、しょうゆ、酢、みりん、日本酒、漬け物……。「日本人の寿命が長いのは漬け物のおかげ」という学説が唱えられるほど、私たちと発酵食品には深いつながりがあります。

発酵食品は乳酸菌が豊富です。乳酸菌には腸内の善玉菌を増やし、活性化させる働きがあります。腸は免疫を司《つかさど》るので、その環境がよくないと免疫力もダウンします。腸内環境を整え、免疫力を高めるには、善玉菌を増やし、悪玉菌を減らすしかありません。だからこそ乳酸菌、だからこそ発酵食品なのです。

発酵食品に含まれている乳酸菌には、ヨーグルトやチーズなどに含まれている動物性乳酸菌と、漬け物や納豆、みそなどに含まれている植物性乳酸菌とがあります。植物性乳酸菌は胃酸にも負けず、生きたまま腸に届くため、より効

率的に善玉菌を増やすことができるので、動物性乳酸菌よりも優秀です。

中でも納豆は、消化もよく良質なアミノ酸が摂れる最高の健康食です。納豆菌の優れた効果は、ヨーグルトなど、ほかの発酵食品を大きく上回るほど。解《げ》毒《どく》作用が高く、血栓溶解酵素もあり、骨粗しょう症に効果的なビタミンK2も豊富、食物繊維もたっぷりと、まさに万能選手。ちなみに納豆のねばねば成分は酵素量と比例するため、たくさんかき混ぜることで酵素量はアップします。

このほか、酢にもご注目ください。酢の主成分である酢酸《さくさん》は疲労回復効果がありますが、血圧抑制、血糖値コントロール、酵素を活性化させる働きなど、さまざまな作用があります。中でも大麦を原料とした黒酢は栄養素も高いのでいろいろな料理に活用してほしいものです。また、キムチやザワークラウト、ピクルスなどもおすすめの海外発・発酵食品です。

乳酸菌の力を借りて善玉菌を増やし、腸管免疫力をさらに高めよう

野菜や果物、動物性たんぱく質の食べ方の基本

ここで酵素を生かす食べ方のポイントを2つほど。まず、生の野菜と果物中心の食事に切り替えること。それらはたくさんの酵素、良質のビタミンやミネラル、ファイトケミカル、食物繊維、水分などを含んでいます。

ただ、野菜の中には、加熱調理することで栄養価が上がったり（この場合の栄養とは、酵素以外のもの）、消化しやすくなるものもあります。たとえばにんじん。生で食べるより加熱し、さらに油と一緒に食べることで栄養は吸収されやすくなります。また、野菜は煮ると、かんで食べただけでは壊れない細胞膜が破壊され、栄養成分の吸収がよくなるという側面もあります。量もしっかり摂れ、食物繊維もその分、たっぷり摂取できます。

そこでおすすめしたいのが、生野菜と加熱野菜のいいとこ取りです。1日の

野菜摂取量は400〜500g以上を目標に、生野菜を半分以上、残りを加熱した野菜で、と意識してみてください。

そしてもう1つ。いくら体にいいとはいえ、毎日、生野菜や果物だけでは、限界があるでしょう。そこで少量なら動物性たんぱく質もOKと考え、

・肉を食べる日は魚を食べず、魚を食べる日は肉を食べない
・1週間で食べる目安は、肉は100〜200g、魚は200〜300g、卵は3〜4個

ということを心がけましょう。なお、生の肉や魚には生きた酵素が存在します。良質の生肉や刺身は加熱したものより、ずっと消化しやすいのです。

とはいえ、食べないですむなら、それに越したことはありません。食べすぎでは元の木阿弥《もくあみ》。体内の消化酵素の使いすぎになるので、ご注意ください。

加熱した野菜や動物性たんぱく質も、食事に上手に取り入れて

毎朝、飲みたい免疫力アップの生ジュース

おすすめの酵素食の1つが、「酵素の生ジュース」。野菜や果物はジュースにすると、良質な栄養もバランスよく摂取できるうえ、さらに消化がよくなり、細胞が壊れて酵素が活性化するので、酵素力がアップ。特に果物は70～90％が水分。「朝は酵素の生ジュース」だと、お通じもぐんとよくなります。

酵素栄養学的・生理リズムでも、昼までは排泄の時間帯。排泄を助ける食べ物を体に入れるのが基本です。胃や腸に負担をかけず、消化酵素を使いにくい「酵素の生ジュース」を続ければ、確実に免疫力は上がります。朝、一番で栄養を補給でき、その日1日のストレスやダメージから体を守ることも可能です。

さて、作り方のポイントです。ジュースには、バナナやいちご、アボカドなどの柔らかい果物、皮をむいたグレープフルーツやキウイ、パイナップル、オ

レンジ、りんごなどが飲みやすく、向いています。

また、低速圧搾《あっさく》ジューサーは食材の栄養を壊さず、おすすめです。ただ、オレンジやグレープフルーツならスクイーザー（しぼり器）でしぼってもいいし、リンゴならおろし器ですりおろし、ガーゼでしぼり取ってもかまいません。

なお、作ったらすぐに飲むことをお忘れなく。時間が経つにつれて酸化が進み、酵素は半減します。そのままで飲みにくければ、豆乳を加えたり、自然の甘み（はちみつやメープルシロップ、羅漢果《らかんか》など）を加えてもOKです。ただし、牛乳やヨーグルトはNG。動物性たんぱく質は消化に負担がかかります。

朝にご飯やパン、ソーセージや卵など、消化に負担のかかるものを食べると、排泄がスムーズにできず、体内に毒素をため込み、太る体質に。消化がよさそうに見える白いふわふわパンもトランス型脂肪酸と砂糖がたっぷり。ご注意を！

果物&生野菜の酵素たっぷり生ジュースで、一日のスタートを

朝食にぴったりの酵素ジュース。好きな生野菜や果物を自由に組み合わせてもかまいませんが、ここではおすすめのレシピを4つ、提案します。あなたのタイプに合わせて、選んでみてください。

肉が好きな人対策

パイナップルとバナナ、セロリの酵素ジュース

肉など動物性たんぱく質が大好きで、内臓脂肪がついている人は、たんぱく質分解酵素が不足しがちな体質ともいえます。そこでたんぱく質分解酵素のブロメリンが豊富なパイナップルを加えて。

〈材料(2人分)〉
パイナップル………1/4個
バナナ………1本
セロリ………1/2本
水(または氷)………1カップ

〈作り方〉
❶パイナップル、バナナは皮をむき、ざく切りに。セロリはざく切りにする。
❷すべてをジューサー、またはミキサーにかける。バナナを増やすと腹持ちがよい。

お酒が好きな人対策

きゅうりとセロリ、オレンジの酵素ジュース

お酒を飲むとアセトアルデヒドが発生し、頭痛や二日酔いの原因に。酵素を消耗し、活性酸素も発生させます。そんな毒素を排泄するカリウムたっぷりのきゅうり、活性酸素と戦うファイトケミカルを含んだセロリ、ビタミン補給のオレンジを使って。

〈材料(2人分)〉
きゅうり………1本
セロリ………1/2本
オレンジ………2個
水(または氷)………1カップ

〈作り方〉
❶きゅうりとセロリはざく切りに。オレンジは皮をむいてくし型に切り、種を除く。
❷すべてをジューサー、またはミキサーにかける。

おすすめ酵素ジュースレシピ

レシピ制作＊(社)日本ナチュラルビューティスト協会

炭水化物が好きな人対策
大根とりんごとレモンの酵素ジュース

白米を食べすぎたり、ラーメン屋さんでは「大盛り!」「替え玉!」などといってしまう人、炭水化物の摂りすぎかもしれません。炭水化物分解酵素アミラーゼを多く含む大根で消化力をアップさせて。

〈材料(2人分)〉
大根………5cm
りんご………1個
レモン………1/2個
水(または氷)………1カップ

〈作り方〉
❶大根はざく切りに、りんごも芯を取ってざく切りにする。レモンはしぼって種を除く。
❷すべてをジューサー、またはミキサーにかける。

甘いものが好きな人対策
アボカドと豆乳、羅漢果の酵素ジュース

甘いものが好きな人は糖質分解酵素の材料となるたんぱく質が不足しがち。そこで果物の中で最も栄養価の高いアボカド、良質たんぱく質の豆乳で、自然な甘さのあるジュースを。

〈材料(2人分)〉
アボカド………1個
豆乳………200ml
(あれば)液体羅漢果(なければはちみつ、メープルシロップなど)………小さじ1

〈作り方〉
❶アボカドは皮をむき、種を除いてざく切りにする。
❷すべてをジューサー、またはミキサーにかける。

＊液体羅漢果は、ウリ科ラカンカ属の多年生つる植物である羅漢果から液体成分だけを抽出したもので、カロリーはほとんどないが甘みは砂糖以上。さらにビタミンやミネラルが大変豊富。このほか、メキシコのサボテンの一種を原料にしたアガベシロップも同様の甘味料で、おすすめ。

昼食と夕食に、上手に酵素を取り入れる方法

朝食は酵素生ジュース、じゃあ「昼食と夕食は？」。具体的な対策をお教えしましょう。外食の場合で紹介していますが、家でも基本は同じです。

昼食（外食の場合）

何を食べるにもまず先に酵素を体に入れることが大切です。

●生をまっ先に口にする

サラダがあればサラダを先に、とんかつの横にあるキャベツは2～3口食べてからメインに、果物がついていたら、先に果物を食べましょう。

●酢の物をプラス

海藻やきゅうりの酢の物などをぜひプラスして。酢は消化を助けます。

●乳酸菌が入った食べ物を選ぶ

漬け物、梅干し、納豆、みそ汁、プレーンヨーグルトを選びましょう。

●食物繊維を摂る

海藻類やキノコ類、豆類、根菜類などの入ったおかずをチョイス。

●炭水化物は選んで食べる

おすすめは、消化や、アミノ酸バランスもよく食物繊維の多いそばですが、パスタや白米も○。サンドイッチなどの白食パンや菓子パンはトランス型脂肪酸、酸化した油、砂糖（ショ糖）のかたまりで、消化に負担をかけるのでNG。

おやつ

●市販のおやつが怖いのは……

おいしそうに見せ、長期保存するための添加物が使われています。もちろんトランス型脂肪酸、酸化した油、ショ糖もたくさん。ポテトチップスやポップコーンなどは揚げる際、アクリルアミドという発がん性物質が発生しています。

●おやつが食べたくなったら……

市販のおやつなら、できるだけナチュラルなものを選んで。オフィスでは、手で皮のむけるバナナやオレンジ、みかんなど、生の果物を持ち歩いたり、ドライフルーツ（着色料や砂糖が添加されていないもの）やナッツなどを。ドライフルーツは生より食物繊維が豊富なのもうれしいところです。

夕食（外食の場合）

夜の外食も、基本的にはランチと同じですが、夜は、お酒が加わりがち。お酒を飲むと、アセトアルデヒドという毒性の強い物質が生成され、これが二日酔いや肝臓障害などの原因にも。

また、お酒の席にはたばこがつきものですが、アセトアルデヒドはたばこの煙にも含まれています。それを分解するのが、「アセトアルデヒド脱水素酵素」ですが、日本人は欧米人に比べ、先天的にその量が少ないので、より注意したいもの。「アセトアルデヒド脱水素酵素」は生野菜や、特に果物に多く含まれているので、お酒を飲むなら生の果物や野菜を一緒にたくさん摂りましょう。

さらに、アセトアルデヒドを中和するために大量の水分が使われ、脱水症状が起きます。お酒以上に水をたくさん飲んでください。

我が家でも、「酵素たっぷり！　おいしいレシピ」

自宅で簡単に作れる、おすすめの酵素レシピです。生の野菜というと、「サラダしか思いつかない！」という人も多いものですが、加熱しなくても作れるレシピはいろいろあります。また、腸内環境を整える食物繊維は海藻類やキノコ類にも多く含まれています。それぞれバランスよく摂りましょう。

レシピ制作＊（社）日本ナチュラルビューティスト協会

なすのしょうが和え

なすの酵素はがん細胞の抑制に効果的といわれています。しょうがの血行促進効果にも期待して。なすは油を吸収しやすいので、均等に油がしみ込むよう、手早く混ぜるのがポイント。みょうがや唐辛子を加えてもおいしい。

〈材料（2人分）〉
なす………2本
A ゴマ油………大さじ1と1/2
A 塩………小さじ1/2
A 白ゴマ………小さじ1
しょうが薄切り………2枚

〈作り方〉
❶ボウルに、Aを入れて混ぜ、しょうがはせん切りにして加える。
❷なすを縦半分に切ったら、2ミリ幅程度に切る。
❸❶になすも加えて混ぜ合わせる。

しめじのみぞれ和え

生の食物は、そのままで食べるよりもすりおろすと酵素の量が倍増します。抗がん作用の高いファイトケミカルを多く含む大根と、食物繊維たっぷりのキノコのレシピです。

〈材料（2人分）〉
しめじ………1パック
大根………5cm
A しょうゆ………大さじ1
A 酢………小さじ2
A 塩………少々

〈作り方〉
❶Aを合わせる。しめじは石づきを落とし、熱湯でさっとゆでてざるにあげる。大根は皮をむいてすりおろす。
❷しめじと大根おろしを和えて、器に盛り、食べる直前にAをかける。

おくら、昆布、梅干し、納豆の混ぜ混ぜ

ねばねばしたものは体によいといわれますが、これはねばねばプラス、酵素・食物繊維・乳酸菌が、同時に摂れる優れもの。

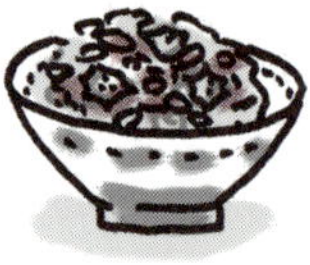

〈材料（2人分）〉

切り昆布………大さじ2
梅干し………2個
おくら………4本
納豆………1パック

〈作り方〉

❶切り昆布はしばらく水につけておく。梅干しは種を除いて細かく切る。おくらはみじん切りにする。
❷ボウルにすべての材料を入れて混ぜ合わせ、ご飯やそばにのせて食べる。

トマトと大根のパスタサラダ

抗がん作用の高いアブラナ科の大根＆にんにくと、ファイトケミカルの1つ、リコピンを豊富に含むトマトを使ったサラダ。トマトとにんにくはすりおろして酵素力を増強させています。

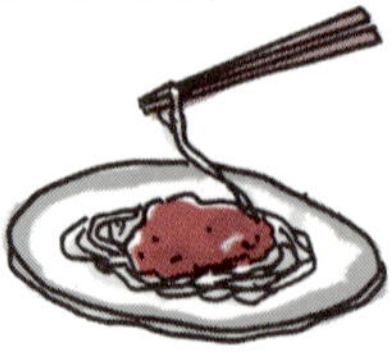

〈材料（2人分）〉

大根………10cm
にんにく………1片
トマト………2個
A
- オリーブオイル………大さじ2
- 塩………小さじ1
- レモン汁………1/2個分
- 黒こしょう………適量

〈作り方〉

❶大根はパスタ状にせん切りにして、水分を軽くしぼる。
❷ボウルにトマト、にんにくをすりおろして、Aを加えて混ぜ合わせる。
❸食べる直前に、❶の大根パスタに❷のソースをかける。

切り干し大根のはりはり漬け

栄養価に優れた大根ですが、この素晴らしさは、乾燥させても消えません。しかも、乾燥させると食物繊維量がぐっと増えるというメリットも。乾物は常備できるのもうれしい。生野菜のストックが足りない日には、ぜひ食卓へ。

〈材料(2人分)〉

切り干し大根………10g

A
- 赤唐辛子………1本
- しょうゆ、水………各大さじ2
- はちみつ………小さじ1

米酢………大さじ1

〈作り方〉

❶切り干し大根を水で戻し、しぼる。長い場合は4cm長さに切る。赤唐辛子は半分に切って、種を除く。

❷鍋にAを入れて火にかける。さっと煮立てたら火を止めて冷まし、米酢を加える。

❸密閉容器に❶と❷を入れて混ぜ、常温で2時間以上、漬け込む。

きゅうりの簡単漬け物

自宅で簡単に発酵させることができ、乳酸菌もたっぷり。味見をして「ちょっと塩辛い?」ぐらいが塩分の適量。発酵が進むとすっぱくなりすぎるので、適当なところで冷蔵庫へ。

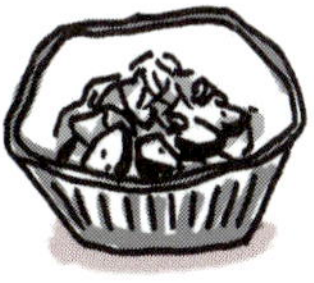

〈材料(作りやすい分量)〉

きゅうり………1本

しょうが薄切り………2枚

塩………適量

赤唐辛子………1本

〈作り方〉

❶きゅうりは乱切りに、しょうがはせん切りにする。唐辛子は種を取り、手で細かくちぎる。

❷ボウルにきゅうり、しょうが、赤唐辛子を入れ、塩を軽くふって混ぜる。

❸密閉容器に移し、重しをしてふたをする。しみ出てきた水からプツプツと泡が出てきたら発酵開始。気温によるが、常温で、夏場なら1日、冬場なら3～4日で完成。

パプリカときゅうりのピクルス

ピクルスは酵素と乳酸菌が同時に摂れるうえ、保存がきくのでまとめて作り、常備しておくと便利です。パプリカはビタミンA、ビタミンC、ポリフェノールの一種、ビタミンPなども豊富。彩りも鮮やかなので、食卓もはなやぎます。

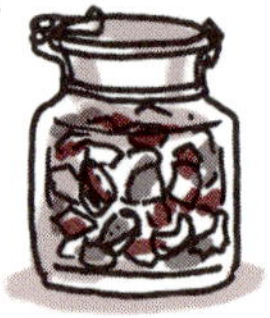

〈材料(作りやすい分量)〉

パプリカ(赤)、(黄)………各1個
きゅうり………2本
こしょう(あれば粒こしょうを3～5粒)…少々
塩………少々
酢(できればワインビネガー)…1カップ

〈作り方〉

❶パプリカは2cm角に切り、きゅうりは乱切りにする。
❷ボウルに❶を入れ、塩を軽くふって混ぜ合わせ、少ししんなりとさせる。
❸さらにこしょうを加え、さっと混ぜ合わせる。
❹密閉容器に入れ、野菜が隠れるくらいまで酢を加えたらふたをする。気温によるが、常温で、夏場なら3日、冬場なら5～7日で完成。

豆乳ヨーグルト

乳酸菌を摂る方法として簡単なのがヨーグルト。ただ、ヨーグルトは牛乳から作られていますが、日本人にはラクターゼという牛乳分解酵素が少ないため、大量の摂取は控えたいところ。そこで豆乳から作る豆乳ヨーグルトがおすすめです。

〈材料(作りやすい分量)〉

市販のヨーグルト菌
豆乳………適量

〈作り方〉

密閉容器にヨーグルト菌を入れて豆乳を加え、常温で発酵を待ち、夏場なら1～2日、冬場なら3～4日で完成。ヨーグルト菌が手に入らない場合、市販の豆乳ヨーグルトに豆乳を足して作ってもOK。この場合、豆乳ヨーグルトに豆乳を加え混ぜ、ほどよいとろみがついたら冷蔵庫に入れて保存する。なお、添加物などを加えていないので雑菌が繁殖しやすい。清潔なスプーンを使用して。

冷やし納豆そば

ポン酢でいただく、味の引き締まった冷やしそば。食物繊維が多く、アミノ酸バランスが優れたそばをメインに、乳酸菌（納豆、梅干し）、ファイトケミカル（大根おろし）、食物繊維（わかめ）をプラス。

〈材料（2人分）〉

そば………200g

A
- 酢………大さじ2
- しょうゆ………大さじ1
- レモン汁………1/2個分

大根………5cm
塩蔵わかめ………適量
納豆………1パック
梅干し………2個
あさつき………2本

〈作り方〉

❶Aを混ぜてポン酢を作る。

❷大根は皮をむいてすりおろし、わかめは水で戻して食べやすく切る。あさつきはみじん切りにする。納豆は混ぜる。梅干しは種を除いて細かく切る。

❸そばをゆで、氷水につけて冷やしたら、器に盛り、❷をのせ、❶をかける。

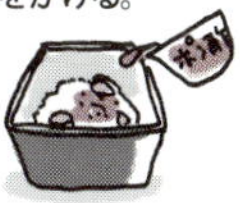

栄養満点白米炊き込みご飯

白米は、アミノ酸やミネラル、食物繊維の量が十分とはいえないので、これらを補い、栄養満点にしたのがこのレシピです。アマランサスは、なかったらひえやあわなどでも。

＊アマランサスは、南米産のヒユ科の穀物で、「スーパーグレイン（驚異の穀物）」とも呼ばれるほど栄養価が高く、古代インカ帝国ではインディオたちの主食でもあったといわれています。

〈材料（作りやすい分量）〉

白米………2合
（あれば）アマランサス………小さじ2
ごぼう………10cm
しいたけ（干ししいたけでも可）……2個
にんじん………1/4本
切り昆布………大さじ1
酒………大さじ2
しょうゆ………大さじ1

〈作り方〉

❶ごぼうはささがきにして、水につけ、アクを抜く。しいたけは細切りにする（干ししいたけの場合は水で戻してから）。にんじんはせん切りにする。

❷白米をとぎ、材料をすべて鍋に入れて適量の水（分量外）を加え、炊く。

COLUMN

酵素生活式 食事のバランスガイド

酵素栄養学に基づいて考案した、バランスガイドをご紹介しましょう。現代栄養学で「主食・主菜」と位置づけられている穀類やたんぱく質を控えめにし、「副菜」とされている野菜や果物を多く摂ることが何よりのポイントです。

一般的な栄養学から考えると、少しアンバランスかもしれません。でも実際にこの比率で食事をしてみると、体が楽になることが実感できるはず。酵素や食物繊維、ビタミン、ミネラル、ファイトケミカル、水という栄養素が多いことこそが、健康な体を保つ秘訣なのです。

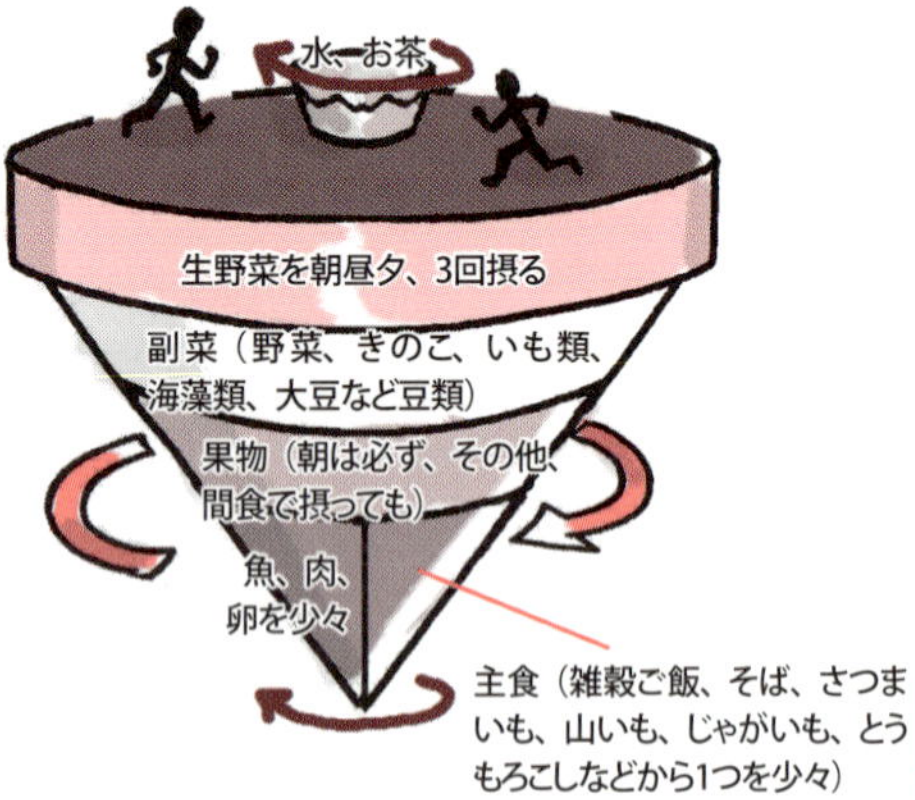

第六章　もっと酵素を生かし、免疫力を強化する

より酵素の力を生かし、
免疫力を高めるには、食事はもちろん
運動や睡眠など、さまざまな要素も絡んできます。
そのために覚えておきたい
大切な生活習慣を
ご紹介しましょう。

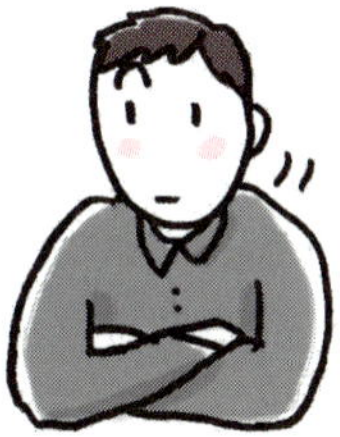

雑穀を主食にすると、日本人は元気になる

実は、日本人は決して米食民族ではなかったという研究があります。『日本の自然と農業』（山根一郎著）という本の中には「米2～3割に麦、ヒエ、アワなど雑穀が二種、三種と混ぜられ、さらにダイコン、あるいはイモやワラビ、豆などがカテ（補助）として加えられる。そしてソバやイモ、トウモロコシなども、たとえば朝飯として用いられた。これもまた主食の一部なのであった。主食物だけについてみてもこういういわば雑食形態をとっていたのである」とあります。そして日本民族の大半は雑穀食を基本にすえ、魚介類、海藻、野菜類などをそれに組み合わせた「雑食民族」であるといいきっています。

こうして考えてみると、白米や玄米などを食べている現代が違うのであって、実は雑穀を中心にした主食に戻すのが、本来の日本人に合った食生活なのでは

ないでしょうか。だからこそ、主食として、そば＋α、そばがき、酸化しない技法で作られた雑穀パン、さつまいもなどをおすすめしたいのです。

中でも、そばは、繊維質を4・3％と多く含んでいますが、それ以上の繊維効果があります。「レジスタントプロテイン」といわれるプロテイン（たんぱく質）が存在するからです。これはなかなか消化されないため、繊維効果がより増えるという利点があります。通常、食品中に含まれるたんぱく質は体内で消化酵素によって分解され、アミノ酸として腸管から吸収されます。しかしレジスタントプロテインは消化酵素による分解を受けにくく、栄養源としては吸収されにくいのですが、コレステロールを低下させるなどの作用があります。ルチン（カロテノイドの一種）も多く、抗生活習慣病作用も認められています。ぜひ、そばをたくさん食べましょう。

雑穀民族であった本来の姿に戻るのが、健康になる秘訣の1つ

積極的に食べたい低GI食品

一時期、「低GIダイエット」、つまり「GI値の低い食品を食べる」ダイエット方法がはやりました。すでにブームは去りましたが、「低GI」の理論は、健康、さらにはダイエットの大きな指標となります。「GI」とは「グリセミック・インデックス」の略で、簡単にいうと「炭水化物を含む食品を食べたときの、血糖値の上がりやすさを表した数値」です。GI値が低ければ血糖値の上昇は穏やかで、逆に高ければ血糖値が急上昇するというものです。

甘いものなどを食べて血糖値が急激に上昇すると、大量のインスリン分泌が必要になり、分泌するすい臓に大きなストレスがかかります。さらに過剰に分泌されたインスリンの働きによって、あまったエネルギー源は脂肪として蓄えられてしまいます。そんな血糖値の急上昇を繰り返す食生活を続けていると、酵素の無駄遣いになるだけでなく、脂肪蓄積で肥満が進み、メタボリック症候群となったり、最終的には命に関わる重大な病気に発展してしまいます。

そこで、できるだけ低ＧＩ食品と中ＧＩ食品を中心に摂り、高ＧＩ食品はときどき、という食生活がおすすめです。低ＧＩ食品は理想のエネルギー源。ブドウ糖がゆっくり吸収されるため、血糖値がほとんど上昇せず、理想的な代謝が行われるのです。

中でもポイントは、毎日の主食を高ＧＩ食から低ＧＩ食に替えること。高ＧＩの代表である白砂糖を使ったお菓子はやめ、うどん、もち、せんべい、ラーメン、食パンなどを少なくし、精製されていない穀物、そば、いも類などを主軸に。白米にするなら雑穀をたくさん混ぜて食べる、うどんよりそば、食パンよりライ麦パンにするなど、次ページのＧＩ値表を参考に工夫してみましょう。

インスリンを過剰に分泌させないことが健康につながる

40台	黒米49／ベーコン49／レバー(牛)49／赤米48／うに48／サラミ48／レバー(豚)48／つみれ47／あなご47／コンビーフ47／ココア47／厚揚げ46／ゼリー 46／ハム46／ソーセージ46／豚肉45／牛肉45／鶏肉45／カキ45／ウナギのかば焼き44／しじみ44／はまぐり43／油揚げ43／コーラ43／スポーツドリンク43／豆腐43／まぐろ40／あじ40／いわし40／かつお40／さば40／いか40／えび40／たこ40／しらす40
30台	生クリーム39／日本酒35／ビール34／プルーン34／きな粉34／納豆33／みそ33／ヨーグルト33／クリームチーズ33／玉ねぎ30／大豆30／卵30／果糖30／バター 30／焼酎30
20台	カシューナッツ29／ピーナッツ28／春雨26／牛乳26／アーモンド25／アガベシロップ25／こんにゃく24／しらたき23／ブラックチョコレート22
10台	ひじき19／めんつゆ19／クルミ18／ピスタチオ18／昆布17／青のり16／コーヒー 16／マヨネーズ14／みりん14／寒天12／ところてん12／濃口しょうゆ10／紅茶10／日本茶10
9以下	塩9／薄口しょうゆ9／穀物酢3

＊炭水化物はGI値が高めです。中でも、色のついたものよりも白いもの、硬いものよりも、柔らかいもののほうがGI値は高めです。
また、野菜や海藻、キノコ類の大半は低GI食品と考えて大丈夫です。

●主な食品のGI値（100gあたり）

高GI値（71以上）食品	
110	グラニュー糖110 ／白砂糖110 ／氷砂糖110
100台	三温糖108 ／黒砂糖108 ／キャンディ 108
90台	あんパン95 ／どら焼き95 ／水あめ95 ／フランスパン93
80台	ビーフン88 ／せんべい88 ／はちみつ88 ／大福88 ／白米85 ／もち85 ／キャラメル85 ／ポップコーン85 ／かりんとう85 ／ドーナツ85 ／食パン84 ／ロールパン83 ／じゃがいも83 ／メープルシロップ82 ／練乳82 ／ナン82 ／ホットケーキ82 ／ショートケーキ82 ／いちごジャム82 ／もち米80 ／うどん80 ／こしあん80
70台	チョコレートケーキ79 ／あん団子79 ／みたらし団子79 ／チョコレート79 ／つぶあん78 ／クッキー 77 ／赤飯77 ／コーンフレーク75 ／マフィン75 ／とうもろこし75 ／ベーグル74 ／インスタントラーメン74 ／チーズケーキ74 ／切り干し大根73 ／ラーメン71
中GI値（70~61）食品	
60台	そうめん68 ／クロワッサン68 ／パスタ65 ／かぼちゃ 65 ／長いも65 ／パイナップル65 ／カステラ65 ／アイスクリーム65 ／里いも64
低GI値（60以下）食品	
60	五分づき米60 ／栗60 ／ポテトチップス60
50台	ライ麦パン58 ／ぎんなん58 ／おかゆ57 ／玄米56 ／ピタパン55 ／五穀米55 ／ナッツ55 ／ちくわ55 ／さつま揚げ55 ／さつまいも55 ／シュークリーム55 ／プリン52 ／ごぼう52 ／かまぼこ51 ／そば50 ／全粒粉パスタ50 ／全粒粉パン50 ／ツナ缶50

午前0時前には布団に入り、7〜8時間の睡眠を

酵素をもっと生かして免疫力を高めるために欠かせないのが、良質な睡眠です。78ページからも紹介したように、人の生理リズムでいくと午後8時には吸収と代謝の時間に入ります。その後、翌朝4時までが、新しい組織を作り出し（新生）、エネルギーを生産し（運動）、古くなった細胞を排出し（排泄《はいせつ》）、細菌やウイルスなどを殺して疲労物質とともに排除する（免疫）大切な時間帯です。これらの代謝がしっかり行われなければ免疫力も低下し、生命に関わりますが、この作業は、人が起きている間はなかなか進みません。

ちなみにがん細胞が作り出されるのもこの時間であると前に説明しましたが、新たにできたがん細胞が免疫の力で処理されているのも、この時間帯です。免疫力が最も発揮されるのは、睡眠の時間帯と重なっているのです。

また、この時間帯に、翌日の消化や代謝に備えて体は必要な酵素を生産していますが、これも起きている状態ではスムーズに行えません。睡眠は代謝作業に専念し、新しい酵素を生産する、非常に重要な時間です。

睡眠の長さですが、7～8時間は寝たいものです。ただ、眠る時間帯も重要で、同じ8時間睡眠でも、午後11時に寝て朝7時に起きるのと、午後2時に寝て朝10時に起きるのでは疲れの取れ方がまったく違います。生理リズムに沿った時間に寝ていると代謝酵素も温存され、明らかに前者のほうが体も休まって、翌朝、すっきりと目覚められます。

実際には、夜中まで仕事をしたり、お酒を飲んだりと、あくせくとした日々を送っている人が多い現代社会。午前0時までに布団に入る生活を送る人と比べたとき、最後に笑うのはどちらか、おのずとわかるでしょう。

睡眠は代謝作業を行い、新しい酵素を生産する大切な時間

免疫力アップのためにも適度な運動を

適度な運動が健康に直結することはすでにご存じでしょう。でも、実際にやっていますか？「わかっているけど、つい」という人のほうが多いはず。

おすすめは、やはり歩くこと。代謝も上がり、全身の筋肉がバランスよく使われる、ミルキングアクション（搾乳《さくにゅう》運動）が行える、糖や脂肪を燃焼させ、肥満を防止する、呼吸機能や生活習慣病を改善する、深く良質な睡眠のための適度な疲労をもたらすというのも、ウォーキングの大きなメリット。1日30分のウォーキングががんの発症率を半分に下げたというデータもあります。

このミルキングアクションとは、足の筋肉が弛緩《しかん》と収縮を繰り返す運動のこと。筋肉が血管を圧迫し、心臓に血液がスムーズに戻ることを促すポンプ作用です。歩いて血液のめぐりをよくし、老廃物を排出して免疫力を上げましょう。

1日1万歩、できれば1時間以上が理想です。最初は短い時間でもいいので続けてみてください。歩き方のコツは、大股で3メートルくらい先を見ながら早足で歩くこと。時間が取れないというなら、通勤時に1駅分歩く、エスカレーターを使わずに階段を昇り降りするなど、生活の中で工夫してみましょう。

また、最近ではビタミンDの制がん効果が注目されています。ビタミンDは食事で摂るより日光浴によって活性化される珍しいビタミン。これが糖尿病や高血圧も予防することがわかってきました。そこでぜひとも日の光を浴びながらのウォーキングをおすすめします。

人間の体は使わない臓器や器官は萎縮する性質があります。けれど逆に、使えば使うほど筋肉はついていきます。ボディビルダーになる必要はないし、激しい運動は活性酸素を増やします。適度な運動で、健康な体を目指しましょう。

ウォーキングのメリットはたくさん。1日1万歩を目標に

足湯や下半身浴で、芯から体を温め、体温を上げて

最近、低体温の人が増えているといいます。寒い冬はもちろんのこと、夏でもエアコンなどの使いすぎで体が冷えている人が多くいます。

平熱が35度台しかない人は、低体温状態です。通常、元気な人の平熱は36・2～36・7度。赤ちゃんの平熱は37度ほどありますが、元気とエネルギーがいっぱいの証拠です。

低体温の人は代謝が悪いうえ、免疫力も低下しています。体温が1度下がると、酵素の力は50％以上低下、免疫力は37％低下するといわれているほど。これでは代謝も悪くなる一方です。がん細胞も、35度台で活発になるといいます。

そこで、ふだんの生活から体温を上げる工夫をしたいもの。

就寝中も、少しだけ体温を上げることが免疫力アップにつながります。人は

眠りにつくとき、一時的に体温が下がりますが、これは脳内にあるメラトニンという物質が体の深部の体温を下げることで眠気を誘うため。だから平熱が36・5度くらいの人も、眠りにつくと体の深部体温は35度くらいにまで、いったん下がってしまいます。そのあと、再び体温を上げるのがポイントなのです。

足元に湯たんぽを置くのもおすすめですが、眠りにつく前、足湯や下半身浴などをして体を芯から温めておくと、より効果的です。いったん下がっても再び体温が上がりやすくなります。たっぷりと汗をかくことで毒素も排出されるうえ、血流がよくなって代謝を高めることもできます。

ちなみに、天然のホルミシス（ラドン）温泉や岩盤浴も体に負担がかからずに汗をかけるのでおすすめの方法です。通ってみるのもいいでしょう。

●足湯（肩こりや頭痛、腰痛などの体の痛みに、より効果的）

1・浴槽に熱め（43〜44度）のお湯を張り、粗塩と、あれば重曹を各大さじ2〜4ほど入れてよくかき混ぜる。

2・下半身は裸に、上半身は冷え防止&
汗をたっぷりかく目的で、厚着をする。
長そでTシャツの上からウィンドブレー
カーなどを着るとベスト。
3・太ももから下をお湯につけて、20~
40分ほど温まる。湯温を43~44度に保て
るよう、追い炊きしたり、熱いお湯を足
しながら入る。
4・十分に汗をかいたら浴槽から出て、
太ももから下に冷水シャワーを10秒ほど
かける。
*温めてから冷やすことで交感神経が刺
激され、さらに代謝がよくなる。

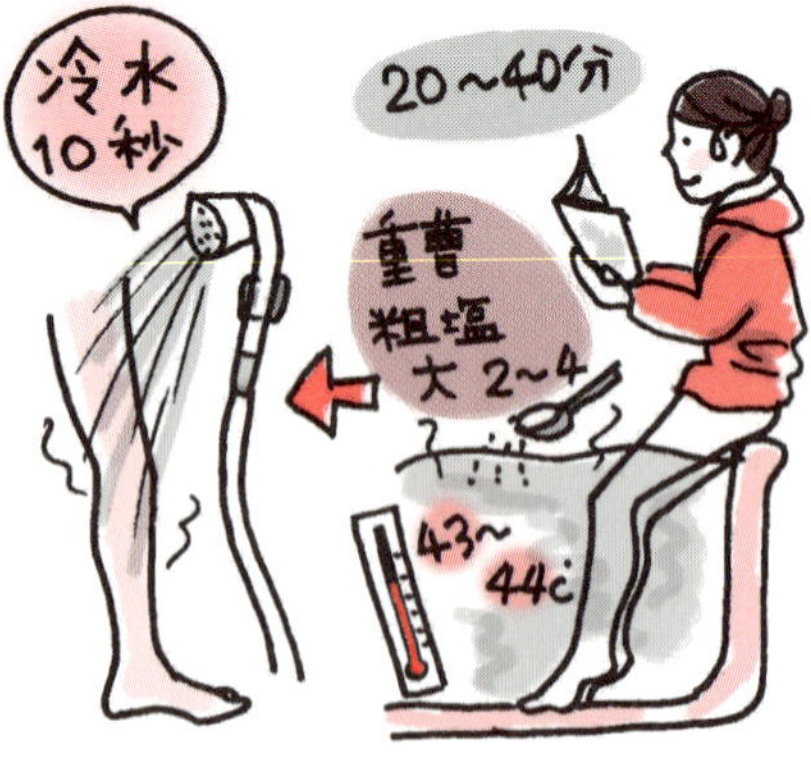

●下半身浴（がんや難病など、重い症状にも効果的）

1、2は足湯と同じ。温度は44〜45度がいい。

3・水をたっぷりと飲んでから、湯船に入る。おへそから下をお湯につけ、40分以上温まる。湯温を44〜45度に保てるよう、追い炊きしたり、熱いお湯を足しながら入る。

4・十分に温まったら水を足し、お湯の温度を37〜39度に下げる。そして服を脱いで全身、湯に入り、ゆっくりと温まる。

普段もシャワーだけですませず、お風呂で十分に体を温めたい

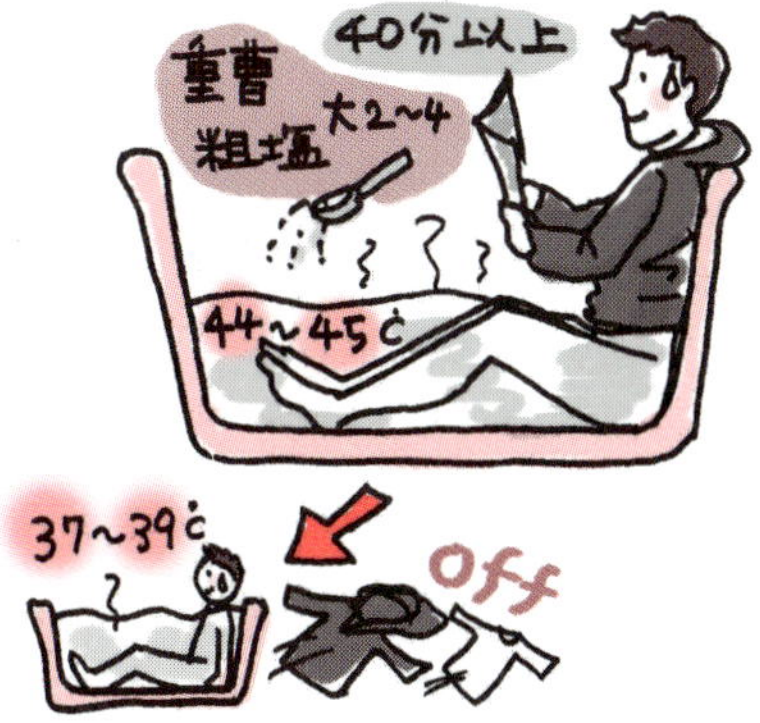

酵素プチ断食で格段に免疫力を高める

ここでご紹介するのは、「断食」です。断食と聞いて、おののく人もいるかもしれませんが、そのよさを挙げ出したらきりがありません。食べないでいると、腸を休ませることができ、すべての臓器の毒も抜けて機能がよみがえります。消化に酵素を使わないので代謝が活性化し、細胞の入れ替えや再生能力は目覚ましく改善されて、血液もきれいになります。腸壁にこびりついた宿便も取れ、体内の毒素がぐんぐん排出されていきます。腸内には善玉菌がよみがえり、腸管免疫が一気に活性化して、免疫力が格段に上がるのです。

フランスの栄養学学会で、「断食はメスのいらない手術」といわれていますが、病気の治療法として高く評価されている理由も、そこにあります。月に一度程度、「プチ」でいいので、実践してみませんか？　定期的に行うほど効果は高まります。

ここでは初心者向けに「半日コース」「1日コース」、そして本格的にやりたい人向けの「2日半コース」の3つを紹介します。ただし、自宅で行う場合、月に3日間を限度にしてください。また自己流ではなく、ここで紹介する方法でどうぞ。長期間の半断食は、医師の手助けが必要になります。以下の、断食を行うときの注意事項も必ず読んでから始めてください。

1・水を十分に摂る

ミネラルウォーターなどの良質な水をたっぷり飲んでください。水分をしっかり摂ることで、代謝がよくなり、体内の毒素が汗や尿、便になって排泄されやすくなります。

2・前日と断食後の食事に注意する

前日の夕食は量を控えめにし、できるだけ酵素の多い生野菜や果物を中心にします。断食後の2食も加熱食を避け、生野菜サラダ、果物を使ったジュース、すりおろした野菜など、消化がよく、胃腸に負担がかからないものに。そして少しずつ食事を元に戻していきましょう。

3・好転反応が出ることも

頭痛や吐き気、下痢、食欲不振など、体がよくなっているサイン、「好転反応」が出ることもあります。一時的な場合がほとんどで次第に症状は治まりますが、間違った方法や無理は禁物です。

《1》半日断食コース

朝食を1回抜くだけのプチ断食です。半日でも体が軽くなり、便通もよくなるのが実感できます。前日の夜7時までに夕食を終わらせ、翌日の昼食まで何も食べなければ、合計17時間の断食になります。半日ちょっと何も食べないことで、胃腸が休まり、消化酵素の浪費も抑えられます。

《2》1日断食コース

1日だけ、下記のいずれかのコースで断食します。すりおろし野菜や、疲労回復効果の高いクエン酸豊富な梅干しだけで24時間過ごすと、疲れた胃腸も休まり、体内の毒素がしっかり排出できます。いずれも1日コップ10杯以上、質のよい水を飲んでください。

●野菜おろしオンリー

……朝・昼・夕　3食とも、大根（約8㎝）、にんじん（2分の1本）、しょうが（約3㎝）の野菜のすりおろしにドレッシングをかけて食べる（ドレッシングはしょうゆ少々、黒酢少々、（あれば）フラックス油小さじ1、菜種油《なたねゆ》小さじ1を混ぜて作る（好みでみそ少々も加える）。

＊すりおろした野菜だけなので、慣れるまでは強い空腹感を感じるかもしれませんが、すりおろしの野菜の効能で確実に体調はよくなっていきます。

●野菜おろし＆梅干し

……朝　大根（約8㎝）、にんじん（2分の1本）、しょうが（約3㎝）の野菜のすりおろしにドレッシングをかけて食べる。

……昼・夕　梅干し1個を食べる。

●果物&生野菜

……朝　果物を1～2種類（柿1個、りんご半分など）と、生野菜を1～2種類（トマト1個、サニーレタス1枚、きゅうり1本などから）。生野菜にはドレッシング（179ページ参照）をかけて食べる。

……昼　梅干し1個を食べる。

……夕　朝と同じ（野菜の種類は変えられるとベスト）。

＊果物には適度な甘みとたっぷりの水分があるので、食後の満足感があります。酵素断食中の栄養補給にも最適です。

●果物&生野菜&重湯

……朝　雑穀ご飯の重湯《おもゆ》（軽く塩を入れ、梅干し1個をのせる。雑穀ご飯の重湯は、五穀米1合にあればアマランサス小さじ2杯を入れ、水2ℓを加えて50～60分炊き、上ずみ部分を食べる）茶碗1杯と果物1種類を食べる。

……昼　梅干し1個を食べる。

……夕　雑穀ご飯の重湯茶碗1杯と生野菜を2～3種類（レタス1～2枚、

トマト1～2個、セロリ1本など）を食べる。生野菜にはドレッシング（179ページ参照）をかけて食べる。

＊雑穀ご飯の重湯は比較的腹持ちがよいので、初めて酵素断食する人もやりやすいでしょう。

●**梅干しのみ**

……**朝・昼・夕**　3食とも、梅干し1個を食べる。

《3》2日半断食コース

平日は仕事で忙しくても、週末で体内の毒素が出せる酵素断食なら、生活に取り入れやすいはず。先ほどの「1日断食コース」の中から好きなものを選んで、挑戦してみませんか？　金曜の夜から月曜の朝まで行う、計2日半の半断食です。月に27～28日は普通の食事で、1回「2日半断食コース」を行う、「月に一度の酵素断食」。いずれも1日コップ10杯以上、質のよい水を飲んでください。

やっぱりたばこも深酒も、酵素の無駄遣い

すでに多くの人が知っている、たばことお酒の害。でも、どうして悪いのか、本当の理由を知っている人は少ないかもしれません。

まず、たばこからご説明しましょう。たばこの中には300種類もの炎症を起こす猛毒が入っています。たばこを吸うと、血液中の白血球がたばこの毒素を食べまくってくれますが、その死骸からは活性酸素が生じます。活性酸素は肌のくすみやシワの元になるうえ、健康にも大きな影響を及ぼします。たばこを吸う人は、吸っていない人に比べて肺がんになる確率が2～4倍も高いことからも、それはわかるでしょう。また、たばこに含まれるニコチンは血管を収縮させ、血行を悪くします。

そしてお酒です。少量のお酒なら、「酒は百薬《ひゃくやく》の長《ちょう》」ということわざもある

ほど、健康にもいいものです。ただし、量が問題です。お酒の飲みすぎは、確実に酵素の無駄遣いであり、代謝をいちじるしく低下させます。

お酒に入っている毒物は、アルコールから生産されるアセトアルデヒドです。体内にはある程度、それを分解する酵素がありますが、能力には限界があるというもの。人によって違いますが、平均して体重60kgの人で、1時間に7g程度のアセトアルデヒドが分解できます。

でも7gというのは、日本酒に換算するとわずか0・2〜0・3合分。ビールだと大瓶3分の1本程度という少量です。ビールの大瓶1本を飲んだら、アセトアルデヒドを分解するのに、なんと約3時間かかるという計算に。

酵素の無駄遣いを防ぎ、免疫力を高めるには、深酒は禁物。飲んでも1日2合程度、そして週に2日は禁酒の日を作るようにしてください。

酵素栄養学的にも、たばこと深酒は「ストップ！」

活性酸素の働きを抑える最強の味方、水素

「水素」とは何でしょう。ちょっと難しい質問ですが、この宇宙で一番小さく、軽く、そして多量にある元素が水素です。私たちの体内でも、水素は酸素や窒素などよりもはるかに多く存在し、3分の2を占めているほど。

そんな水素は体の中で、「生物が生きるためのエネルギー」を作り出しています。私たちが呼吸をし、ものを食べているのは、細胞を生かすためです。その細胞のエネルギーを作っているのは、水素なのです。

また、水素は、免疫力を低下させる最大の悪玉、活性酸素の一種であるヒドロキシル・ラジカルを効率的に消去できる最小の抗酸化物質でもあります。酵素やビタミン、ミネラル、ファイトケミカルも活性酸素を除去できますが、水素はそれ以上の、格段に優れたパワーを持っているということが、最近わかっ

てきました。水素は原子番号1、最小の元素のため、水素だけが細胞内にも、ミトコンドリアにも、脳の奥底にも入り込んで、活性酸素を除去できるからです。酵素と組み合わせると、相乗的に効果は高まり、細胞の代謝を促して代謝酵素を活性化させ、ドロドロ血も解消してしまう、いうことなしの味方です。

このほか、水素は、花粉を異物と見なして発生するIgE抗体の暴走を抑え、花粉症を制御すること、体内の脂肪代謝を活性化させるのでダイエットにも効果があることなどもわかってきています。

腸内環境を整えることができれば、三《さん》位《み》一体《いったい》、免疫力は一気に強化されます。

水素は食物などから簡単に摂れないのが難点ですが、最近は質のいいサプリメントが登場しています。興味のある人は、試してみてください。そしてそのパワーのすごさに驚いてほしいと思います。

酵素と水素、そして腸内環境が整えば、免疫力は最強に

内にこもる感情は、早く吐き出して

精神的なストレスを人間に与えると、免疫細胞はものの見事に数分で力をなくすといわれています。

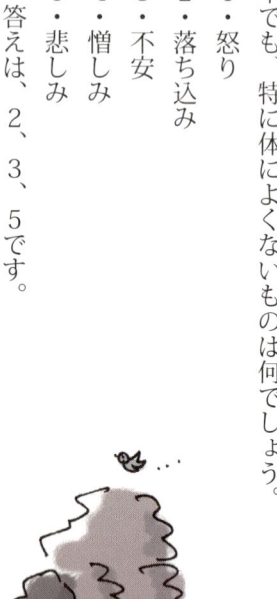

さて、ここで問題です。ここに挙げたストレスの中でも、特に体によくないものは何でしょう。

1・怒り
2・落ち込み
3・不安
4・憎しみ
5・悲しみ

答えは、2、3、5です。

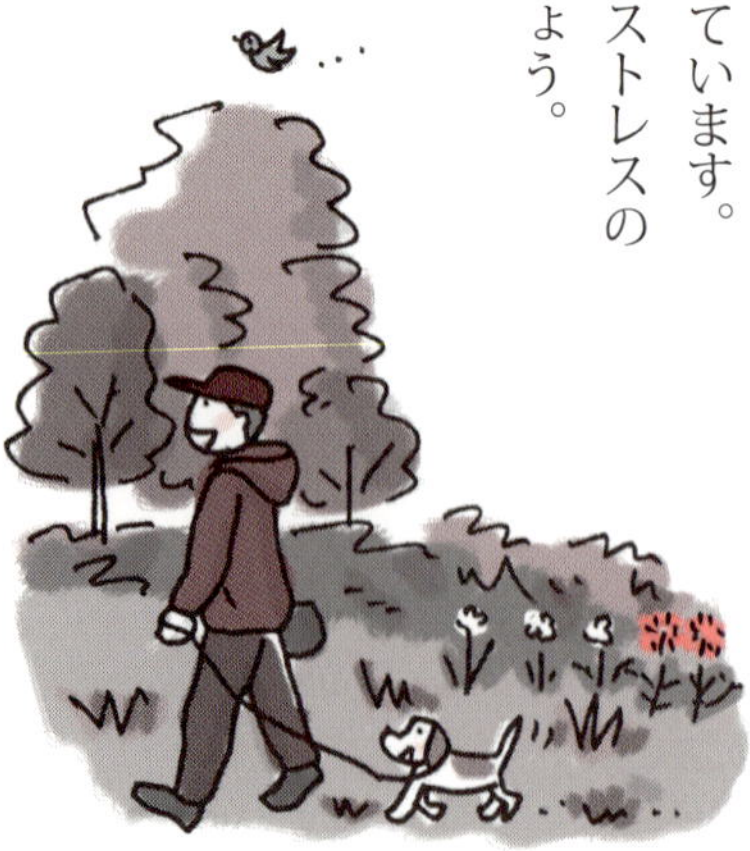

一見すると、1の怒りや、4の憎しみのほうが、人に対していい感情を持てない強い感情だから、悪いものであると捉えがちです。けれど、外に発散させるパワーがあります。

ところが落ち込みや不安、そして悲しみ、これらはすべて自分の内にこもってしまう感情です。免疫細胞の力をなくすのに十分な、負のパワーなのです。

もちろん、どれも精神的にいいものではありませんし、ないに越したことはありません。活性酸素もたくさん出て、酵素の無駄遣いにもなり、百害あって一利なしとはこのことです。

もし、そんな感情に支配されそうになったら、できるだけ早めに考えを切り替える努力をしてみましょう。いい音楽を聴く、友達と会う、趣味に没頭する、自然の中を散歩することなども、切り替えのいいきっかけになるはずです。

内に向かわせる強い負の感情は免疫力を下げる。少しでも早く発散させよう

おわりに

現在の日本は、病人大国になってしまいました。がんも糖尿病も認知症も、心臓病、高血圧症も、その他たいていの病気は、昭和25年と比べると、はるかに増多増大しています。がんは7倍、糖尿病は40倍、認知症は10倍、心臓病は3〜4倍に増えているのです。クローン病などという、昔はなかった病気が、2004年には、なんと2万3188人も登録されました。その他の難病奇病もうなぎ登りに増多！　いったい、どうしてこんな病人大国になってしまったのでしょう？

その原因は、明白です。なんといっても食生活の激変（激悪！）です。

1965年と2005年の食事内容を比較すると、肉は6〜7倍、卵は2〜3倍、牛乳は5〜6倍、加工食品は12倍、砂糖は10倍、油脂は5倍、リノール酸油脂は4倍、パンは2〜3倍に増加。一方、米は2〜3分の1、野菜は3分の2、いもは3分の1と大変な変化がわかってきました。今はもっとひどいことになっているでしょう。要は、食の欧米化が問題なのです。

病気は食生活の変化と極めて深い相関関係があります。栄養素としては、ビタミン、ミネラル、ファイトケミカル、食物繊維の減少が強い。しかし、私の調べた限りでは、これら以上に酵素の摂取不足が原因です。つまり、生野菜と果物不足！　もちろん、ビタミン、ミネラル、ファイトケミカル、食物繊維は多いほうがよいのです。これらは、体の修復とバランス獲得の栄養素だからです。

ただ、本文で書いたように、生でないと、かような修復、バランス栄養素は生きないのです。アメリカの動物園の話は典型的です。ビタミン、ミネラルをいくら添加してもちっともよくならなかったのに、生オンリーにしたとたん、すべての動物は健康になったというのですから。

私の患者さんでもかようなことは、大変多い。「私は、野菜好きで野菜中心の食生活をしてきたのに、なぜかがんになってしまった」――こういうがん患者さんの、多いこと多いこと！　よく話を聞くと、野菜をすべて加熱調理して食べていたのです。生にある酵素の力をすっかり奪うのが加熱調理。いくら野菜を食べても、これでは何にもなりません。

私は、どれほどかようながん患者さんを診たことか。ビタミン、ミネラル、ファイトケミカルも大切なことはなはだしい栄養素ですが、生でないと、これらは力をそんなに発揮しません。生の酵素があって初めてこれら栄養素は、威力を発揮するのです。

今回、改めて、そんな「生の力」を知っていただきたくて、まとめあげたのが当書です。「はじめに」にも書いた通り、初めて書いた新しい内容も少なからず入れてあります。ぜひ、これらを実践し、みなさんには、よい人生を過ごしてほしいと願わずにいられません。

最後に、この本を作るに当たり、コーディネートし、レシピ提供もしてくださった（社）日本ナチュラルビューティスト協会理事長の松崎みささん、永岡書店の龍崎忍さん、ライターの橘内実佳さん、この御3人には、ただならぬご苦労をおかけしました。この場を借りて感謝の意を表させていただきたいと思います。ありがとうございました。

2011年よき秋の日　鶴見隆史

参 考 文 献

「Enzyme Nutrition」Edward Howell,M.D.
「Updated Articles of National Enzyme company」Dr.Rohit Medheekar
「Digestive Enzymes」Rita Elkins,M.H
「The healing Power of Enzymes」DicQie Fuller,Ph.D.,D.Sc
「Food enzymes for Health & Longevity」Edward Howell,M.D.
「The Enzyme Cure」Lita Lee,Ph.D
「Colon Health」Norman W.Walker,D.Sc.,Ph.D
「Tissue Cleansing Through Bowel Management」Dr.Bernard Jensen
「Enzyme Therapy Basics」Friedrich W.Dittmar,M.D.and Jutta Wellmann
「Alternative Medicine Definitive Guide to Cancer」W.John Diamond,M.D. and W.Lee Cowden.M.D. with Burton Goldberg
「The Karluk's Last Voyage」Robert A.Bartlett
「Menopause Without Medicine」Linda Ojeda,Ph.D.
「Enzymes Enzyme Therapy」Dr.Anthony J.Cichoke
「Transformation Professional Protocols」Dr.Dique Fuller
「Oral Enzymes:Facts & Concepts」M.Mamadou,Ph.D
「Absorption of Orally Administered Enzymes」M.L.G Gardner & K-J.steffens
「Cancer Biotherapy」Zavadova,E.,Desser
『常識破りの健康革命』松田麻美子（グスコー出版）
『間違った油のとり方』奥山治美（自然食ニュース 320 号／自然食ニュース社）
『日本の自然と農業』山根一郎（農山漁村文化協会）
『自然と食と農耕』岩城英夫他（農山漁村文化協会）
『豊かさの栄養学』丸元淑生（新潮文庫）
『酵素が太らない体をつくる！』鶴見隆史（青春出版社）
『酵素の力』エドワード・ハウエル（中央アート出版社）
『代謝を上げると健康になる』鶴見隆史（マキノ出版）
『がんが消えた！』鶴見隆史（幻冬舎）

●著者紹介　**鶴見隆史**（つるみたかふみ）
鶴見クリニック院長（http://www.tsurumiclinic.com/）。1948年生まれ。金沢医科大学卒業後、浜松医科大学にて研修勤務。代々、医者の家系で、父の影響もあり、医師の道を志す。東洋医学や鍼灸なども学び、西洋医学のよさを融合させた医療を実践。酵素栄養学とファスティング（断食）、水素などをミックスさせた独自の代替医療で難治性疾患の治療に取り組み、多くの患者の命を救う。酵素栄養学に関する著書多数。近著に『がんが消えた!』（幻冬舎）。

●レシピ提供・協力　**松崎みさ**（まつざきみさ）
（社）日本ナチュラルビューティスト協会・理事長、兼、「ブルーミング・ロータス・スタジオ」（http://bloominglotus.jp/）代表。「いつもの生活にナチュラルをプラス」をコンセプトに、東京・六本木にてヨガやピラティス、ローフード、薬膳料理教室などを開催している。

●ブックデザイン　**小島トシノブ〈NONdesign〉**
●イラスト　**あくつじゅんこ**
●編集協力　**橘内実佳**

「酵素」が免疫力を上げる!

著　者　　鶴見隆史
発行者　　永岡 純一
発行所　　株式会社永岡書店
　　　　　〒176-8518　東京都練馬区豊玉上 1-7-14
　　　　　代表☎03（3992）5155　編集☎03（3992）7191
ＤＴＰ　　センターメディア
印　刷　　精文堂印刷
製　本　　ヤマナカ製本

ISBN978-4-522-43078-1 C2176
落丁本・乱丁本はお取り替えいたします。㉗